Babys in Bewegung

WO SPORT SPASS MACHT

Cornelia Lohmann

Babys in Bewegung

Mit allen Sinnen

Meyer & Meyer Verlag

Babys in Bewegung – Mit allen Sinnen

Bibliografische Information der Deutschen Bibliothek
Die Deutsche Bibliothek verzeichnet diese Publikation in der Deutschen
Nationalbibliografie; detaillierte bibliografische Details sind im Internet über
<http://dnb.ddb.de> abrufbar.

© 2010 by Meyer & Meyer Verlag, Aachen
3. Auflage 2015
Auckland, Beirut, Dubai, Hägendorf, Hongkong, Indianapolis, Kairo, Kapstadt,
Manila, Maidenhead, Neu-Delhi, Singapur, Sydney, Teheran, Wien
Member of the World Sport Publishers' Association (WSPA)
Gesamtherstellung: Print Consult GmbH, München
ISBN 978-3-89899-547-4
E-Mail: verlag@m-m-sports.com
www.dersportverlag.de

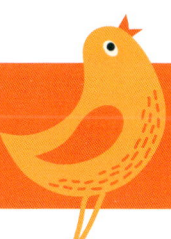

Inhalt

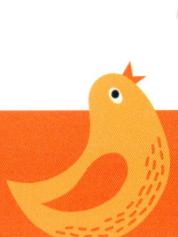

Vorwort der Autorin

Liebe Leser,

mit diesem Buch möchte ich Eltern, Kursleiterinnen, Tagesmüttern sowie allen Interessierten, die sich mit Kindern im ersten Lebensjahr beschäftigen, eine Art Handwerkszeug mitgeben. Aus Vereinfachungsgründen rede ich von Müttern und bitte alle anderen, sich auch angesprochen zu fühlen.

Babys in ihrer Entwicklung zu unterstützen und sie die Welt mit allen Sinnen erforschen zu lassen, ist von großer Wichtigkeit. Gerade die Bewegungsentwicklung im ersten Lebensjahr verläuft unterschiedlich. Jedes Kind hat sein eigenes Tempo. Ich möchte meine in über 20-jähriger Tätigkeit mit Babys im ersten Lebensjahr und ihren Eltern gesammelten Erfahrungen und Beobachtungen im Hinblick auf die Freude an der Bewegung in dieses Buch einfließen lassen. Dabei ist der ganzheitliche Ansatz von Körper, Geist und Seele beim gemeinsamen Spielen und Bewegen von besonderer Bedeutung.

Die Bewegungsspiele dienen als Anregung und können nicht nur in Kursstunden, sondern auch zu Hause mit dem Baby ausprobiert werden. Das Baby zeigt, was es möchte und wie lange. Mütter werden schnell feststellen, mit welcher Intensität, Ausdauer und Begeisterung das Baby „trainiert".

Eine Intention des Buches ist es, das genaue Beobachten und Wahrnehmen der Entwicklung der Babys zu stärken.

Darüber hinaus möchte ich mit diesem Buch Kursleitern pädagogische und methodische Anregungen für ihre Arbeit geben.

Alle Bewegungsanregungen, Spiele, Fingerspiele und Lieder lassen sich einzeln oder gemeinsam als Gruppenangebot durchführen.

Im Kapitel „Babyparcours" finden sich Aufbauten für Bewegungslandschaften in Gruppenräumen, die Sie mit Veränderungen auch zu Hause aufbauen können.

Für Kursleiter und Mütter gibt es im Kapitel „Spielzeugbörse" Anregungen, wie Spielzeug günstig und mit wenig Aufwand hergestellt werden kann.

Im Anhang finden Kursleiterinnen Ideen für die Kursarbeit.

Schließlich gilt mein Dank meinem Mann Albert fürs unermüdliche Korrekturlesen, Britta Dreßler und allen Müttern und Vätern mit ihren Babys, die sich als „Modell" zur Verfügung gestellt haben.

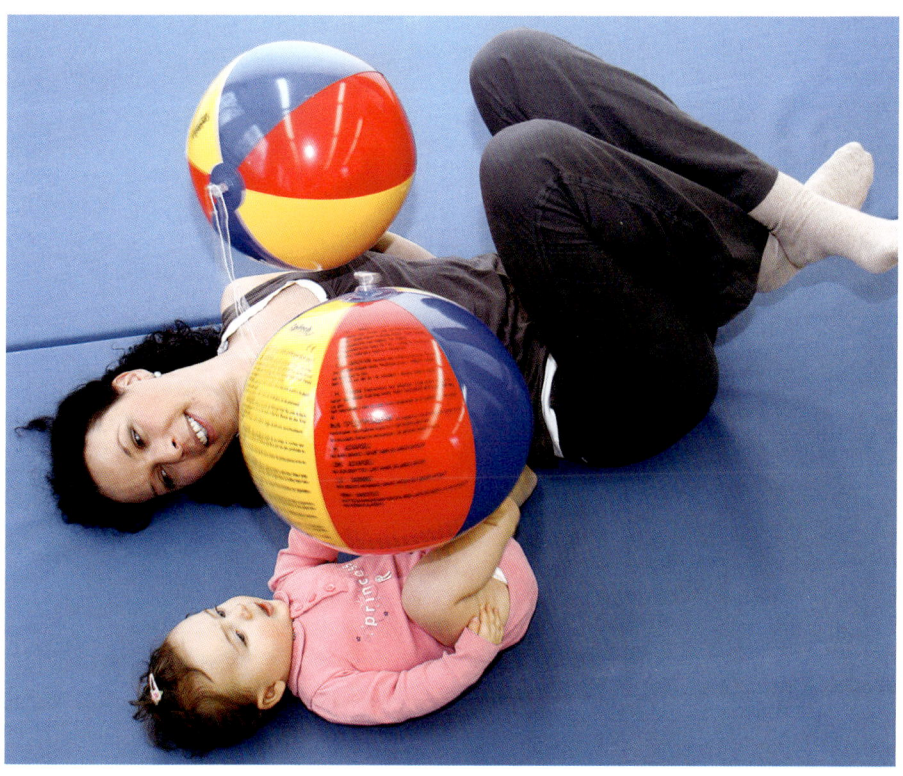

Kapitel 1

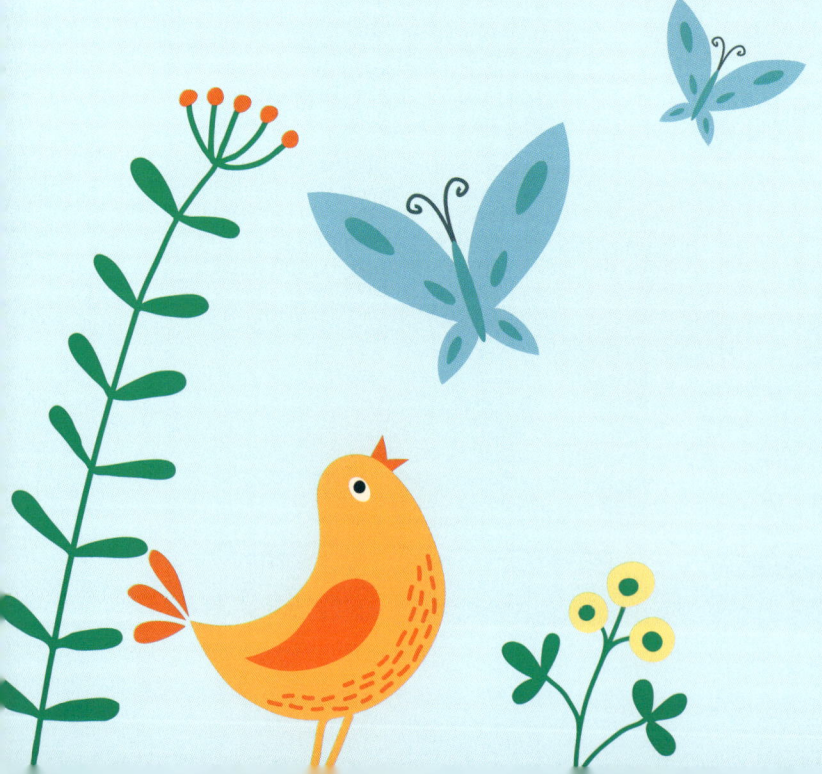

Einführung

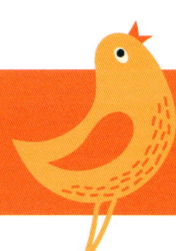

1   Einführung

1.1   Entwicklung im ersten Lebensjahr

In der Entwicklungspsychologie lautet die Definition für Entwicklung:

Entwicklung ist eine Reihe von untereinander verbundenen Veränderungen, die auf der Basis von Reifen und Lernen zu ungefähren Zeitpunkten im Leben eines Menschen auftreten.

Im ersten Lebensjahr lernt das gesunde Baby, selbstständig zu gehen, seine Umwelt zu erkunden und die Denkfähigkeit, Handlungen im Voraus zu „planen", zu entwickeln. Dabei durchläuft das Baby alle Evolutionsstufen „vom Kriechtier zum Zweibeiner".

Bei diesen Entwicklungsphasen legt jedes Baby sein eigenes Tempo vor, jedoch ist die Reihenfolge der Veränderungen bei allen Babys ungefähr gleich.

Folgende Entwicklungsbereiche stehen nebeneinander:

- ✿ Bewegungsentwicklung,
- ✿ Sozialentwicklung,
- ✿ psychische Entwicklung,
- ✿ Wahrnehmungsentwicklung,
- ✿ geistige Entwicklung und die
- ✿ Sprachentwicklung.

Alle diese Entwicklungsbereiche stehen miteinander in Verbindung. Sie können sich stärken, aber auch gegenseitig hemmen. So ist immer wieder zu beobachten, dass

Kinder, die sich in einem Schub der Sprachentwicklung befinden, im Bereich der Bewegungsentwicklung eine Pause einlegen. Dieses Buch beschäftigt sich in erster Linie mit der Bewegungsentwicklung.

Die Prinzipien der Bewegungsentwicklung

- Die Aufrichtung gegen die Schwerkraft nimmt vom Liegen bis zum Stehen zu.
- Reifung und Entwicklung verlaufen primär vom Kopf zu den Füßen (d. h. von oben nach unten) und vom Rumpf zu den Gliedmaßen (d. h. von der Mitte nach außen).
- Symmetrische und asymmetrische Haltungs- und Bewegungsphasen wechseln einander ab.
- Verschiedene Entwicklungsstufen bestehen gleichzeitig nebeneinander.
- Die höchstentwickelten Fähigkeiten benötigen die längste Zeit (vgl. Stemme & Eickstedt (1990), S. 56, Kap. 4.1 Prinzipien der Bewegungsentwicklung).

Die ersten 12 Monate

Gerade die ersten 12 Monate sind für die Entwicklung eines Babys besonders entscheidend. **Wichtig ist dabei zu wissen, dass jedes Kind einzigartig ist und sich entsprechend seiner Fähigkeiten ganz individuell entwickelt.**

Die nun folgende Kurzbeschreibung der Entwicklungsschritte ist daher nur als Orientierungshilfe zu sehen.

Ein Neugeborenes dreht den Kopf in der Bauchlage zur Seite. Auf dem Rücken liegend, bewegt es Arme und Beine gleichzeitig. Wird es im Stand gehalten, macht es mit den Beinchen Schreitbewegungen. Die Hände sind zu einer Faust geschlossen, Arme und Beine gebeugt, die Knie angezogen. Erschrickt Ihr Baby, z. B. bei einem grellen Lichtstrahl oder einem lauten Geräusch, breitet es Arme und Beine aus und zieht sie dann sofort eng an den Körper, so, als wollte es sich selbst umklammern. Dieser sogenannte Moro-Reflex sollte nach dem dritten Monat weitgehend verschwunden sein.

Nachfolgende Entwicklungsschritte sind bei gesunden Babys zu beobachten

Im **ersten Monat** hebt das gesunde Baby seinen Kopf in der Bauchlage für mindestens drei Sekunden. Es kann ein Spielzeug mit den Augen in horizontaler Richtung verfolgen. Arme und Beine werden völlig gleichmäßig bewegt. Alle Babys schauen gern in das Gesicht der Mutter oder des Vaters. Manche lächeln schon zurück, wenn sie angelächelt werden. Den Klang einer Glocke nimmt das Baby deutlich wahr und versucht, mit den Augen herauszufinden, woher der Klang kommt.

Ungefähr **Ende des zweiten Monats** hebt das Baby jetzt seinen Kopf in der Bauchlage um 45° an und kann ihn dann etwa 10 Sekunden halten. In der Rückenlage strampelt das Baby kräftig mit den Beinen. Nun reagiert fast jedes Baby auf das Lächeln der Bezugsperson. Die Stimme der Bezugsperson vermittelt Vertrauen und regt die Sprachentwicklung des Babys an. Das Baby beginnt zu lallen.

Schon gegen **Ende des dritten Monats** kann das Baby sich in der Bauchlage auf seine Unterarme stützen und damit den Kopf heben. Ein interessantes Spielzeug wird jetzt bereits von einem zum anderen Augenwinkel verfolgt. Es kann kleine Dinge schon eine kurze Weile festhalten. Babys lächeln jetzt schon spontan. Viele können richtig lachen.

Ende des vierten Monats kann das Baby sich in der Bauchlage sicher auf seinen Unterarmen abstützen. In der Rückenlage schaut es seine Hände an, hält ein angebotenes Spielzeug fest, betrachtet es von allen Seiten und kann es in den Mund stecken. Das Begreifen mit dem Mund spielt eine große Rolle. Viele Babys können ein Spielzeug bis zur 18. Woche auch schon drehen und wenden. Einen etwas entfernten Gegenstand kann das Baby mit seinen Augen verfolgen und beginnt, danach zu greifen.

Ende des fünften Monats übt das Baby das „Trockenschwimmen" in der Bauchlage. Das Baby schaukelt auf dem Bauch, ohne sich abzustützen. Es beginnt, sich vom Rücken auf den Bauch zu drehen. Jetzt ist Vorsicht auf dem Wickeltisch geboten. Die Kopfkontrolle ist immer ausgeprägter. Das Greifen wird immer gezielter, was das Verschwinden des Greifreflexes voraussetzt. Das Baby greift meistens mit beiden Händen nach einem Spielzeug und betastet es mit der geöffneten Handfläche. Das Baby untersucht nun alle Gegenstände ganz genau.

Ende des sechsten Monats dreht sich das Baby über eine Seite vom Rücken auf den Bauch. Aus der Bauchlage heraus stützt es sich schon mit gestreckten Armen ab. Auf dem Schoß der Mutter schaut es heruntergefallenem Spielzeug hinterher. Es greift auch schon sicher nach einem Gegenstand, der in seiner Reichweite liegt. In der Rückenlage greift es nach seinen Füßen und liebt es, mit den Füßen zu spielen.

Ende des siebten Monats dreht sich das Baby über beide Seiten vom Rücken auf den Bauch. Es greift in der Bauchlage jetzt einige Sekunden lang mit einer Hand nach einem Spielzeug und stützt sich dabei mit der anderen Hand ab. In der Rückenlage spielt es mit seinen Füßen und steckt sie gern in den Mund. Auf dem Schoß hat es großen Spaß, wenn es Gegenstände fallen lässt, die Sie wieder aufheben müssen, immer wieder. Das Baby bemerkt, dass es selbst etwas bewirken kann, was sein Selbstvertrauen fördert. Manche Babys fangen jetzt schon zu „fremdeln" an, das heißt, sie wenden sich von unbekannten Personen ab.

Ende des achten Monats kreist das Baby in der Bauchlage um seine eigene Achse und spielt sehr gerne auf der Seite. Es kann nun in der Rückenlage in jeder Hand ein Spielzeug festhalten und auch schon sehr kleine Gegenstände mit Daumen, Zeige- und Mittelfinger greifen. Vor seinen Augen verstecktes Spielzeug findet es wieder. Es dreht sich nun vom Bauch auf den Rücken.

Ende des neunten Monats robbt das Baby mit seinen Armen und bewegt sich auf dem Bauch fort, vorwärts und rückwärts. Nun kann es sich an einem Gegenstand oder Möbelstück in Knieposition hochziehen. Über die Seite kommt es in den Sitz, was ihm das Spiel mit kleinen Gegenständen ermöglicht. Das Baby kann nun mit Daumen und Zeigefinger greifen. Einen Ball oder Bauklotz kann es wegwerfen. Beim Spielen holt es Gegenstände aus einer Schachtel, die Sie vor seinen Augen hineingetan haben.

Ende des 10. Monats kommt das Baby in den Vierfüßlerstand und „rockt"; das heißt, es schaukelt jetzt auf allen vieren, ohne dabei umzufallen. Aus dem Vierfüßlerstand kommt es in den Sitz. Aus dem Kniestand heraus kann es sich an einem Stuhl in den Stand hochziehen. Mit den Händen wird das Baby immer geschickter, es greift mit gebeugtem Daumen und Zeigefinger, dem Pinzettengriff. Es kann auch zwei Bausteine aneinanderklopfen und wegwerfen. Es versucht, Stimmen nachzuahmen.

Ende des 11. Monats krabbelt das Baby bereits mit großer Sicherheit und kann sich an den Möbeln selbstständig hochziehen. Es macht die ersten Seitschritte an einer Wand. Es findet auch schon das Spielzeug, das vor seinen Augen, z. B. unter einer Dose, versteckt wurde, und plappert pausenlos vor sich hin.

Ende des 12. Monats krabbelt das Baby über Hindernisse und auch schon eine Stufe hoch. Das Baby kann kleine Gegenstände mit dem Pinzettengriff hochheben und in einen Becher fallen lassen. Es beginnt mit den ersten Ballspielen. „Soziale Spiele", bestehend aus einem Geben und Nehmen, bereiten ihm Freude. Das Baby steht frei und macht vielleicht die ersten Schritte allein. Einige Babys sagen schon Papa oder Mama. Der passive Wortschatz ist aber schon viel größer.

Wichtige Termine für die U-Untersuchungen

U 1	nach der Geburt
U 2	3. bis 10. Lebenstag
U 3	4. bis 5. Lebenswoche
U 4	3. bis 4. Lebensmonat
U 5	6. bis 7. Lebensmonat
U 6	10. bis 12. Lebensmonat

1.2   Störfaktoren in der Entwicklung

Die natürliche Bewegungsentwicklung von Babys wird durch folgende Störfaktoren gehemmt:

Babywippen

In Babywippen wird die Bewegungsfreiheit des Babys stark eingeschränkt, da es sich nicht zur Seite drehen kann.

Vorzeitiges Sitzen

Wie bereits in der Entwicklung beschrieben, wird das Sitzen vom Baby entwickelt. Zu frühes Sitzen mit und ohne Unterstützung schadet der Wirbelsäule. Die sich in der Bandscheibe befindlichen Blutgefäße werden zusammengedrückt und die Bandscheibenzellen nicht mehr genügend ernährt. Ein weiterer Grund, der gegen das frühe Sitzen spricht, liegt darin, dass das Baby nicht gelernt hat, sich mit seinen Händen seitlich abzustützen. Dies birgt die Gefahr des Umfallens zur Seite oder nach hinten. Schließlich wird die Bewegungsfreude des Babys durch das passive Sitzen gestört und es entsteht eine Abhängigkeit von der Bezugsperson, um die Sitzposition wieder zu verändern.

Babyhopser

Wird das Baby, bevor es selbstständig sitzen kann, in einen Babyhopser gesetzt, kann es durch die ungenügende Rumpfstabilität zu Wirbelsäulenproblemen kommen. Auch die Beine und Füße des Babys werden durch das stetige Abstoßen mit den Zehen vom Boden stark belastet.

Lauflernhilfen

Die sogenannten *Lauflernhilfen* fördern nicht das Laufen, sondern behindern die Entwicklung des freien Laufens. Das Baby lernt nicht, das Gleichgewicht auszubalancieren, wodurch das selbstständige freie Laufen erschwert wird. Die natürliche Entwicklung vom Krabbeln, Hochziehen und an Gegenständen entlanglaufen entfällt. In Lauflernhilfen strampelt sich das Baby vorwärts und erreicht kurzfristig eine Geschwindigkeit von bis zu 10 Stundenkilometern. Auf Grund dieser schnellen Fortbewegungsart gerät das Baby häufig in Gefahr durch Stürze. Außerdem bewegt sich das Baby in einer Höhe, die die gefährliche Erreichbarkeit von höher gelegenen Gegenständen, wie Medikamenten, Zigaretten usw., bedingt.

1.3　Inhalte und Rahmenbedingungen der Eltern-Kind-Arbeit im ersten Lebensjahr

Babys erobern sich über Bewegung und Sinneswahrnehmung die Welt. Sie sind von Anfang an aktiv, interessiert und lernfähig. Die Babys in den einzelnen Entwicklungsphasen zu begleiten und sie so zu unterstützen, ist das Ziel der Kursarbeit im ersten Lebensjahr.

Die Kleinen genießen es, im warmen Raum ihre Umgebung mit allen Sinnen zu entdecken. Idealerweise sind die Babys nackt oder nur mit Windeln und Body bekleidet, weil sie sich so freier bewegen können. Die Eltern lernen voneinander und tauschen ihre Erfahrungen aus. Der Austausch ist ein wichtiger Bestandteil der Kursarbeit und wird von der Kursleiterin adäquat begleitet. Die Kursleiterin informiert die Eltern über die Entwicklungsschritte ihres Babys.

Die Kursstunden beginnen mit Mutter/Vater (Eltern) und Babys im Alter von drei Monaten. An den Gruppenstunden sollen maximal 10 Mütter/Väter mit ihrem Baby für 1,5 Stunden teilnehmen.

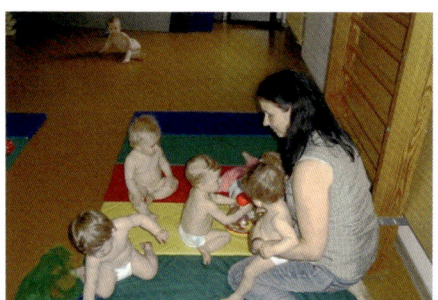

Die Kursstunden sind geprägt durch ein facettenreiches Angebot an Bewegungsübungen, die dem natürlichen Bewegungsdrang des Babys entsprechen. Bei den Übungen für Mutter und Baby lernen die Frauen eine natürliche Rückbildungsgymnastik kennen. Spiel-, Bewegungs- und Sinnesanregungen runden das Angebot ab.

Die Grundausstattung für den Raum

- ✿ Freundlicher, warmer Raum (24°-27° C), kindersicher, Wasseranschluss und Toilette in der Nähe,
- ✿ abwaschbare Matten,
- ✿ Heizlüfter, Zimmerthermometer,
- ✿ Puppe zur Darstellung der Bewegungsspiele,

- ✿ Wasserbälle (30 cm Durchmesser und größer),
- ✿ einfache Plastikringe sowie
- ✿ Holzbausteine, Tücher und kleine Bälle.

Die Grundausstattung kann erweitert werden durch die **„Spielzeugbörse" (Kap. 9)**, **Spielzeug „selbst gemacht" (Kap. 9.1)** und die Ideen der **Babyparcours**.

1.4 Spielen mit allen Sinnen

Das Spiel des Babys ist ein wichtiger Erfahrungsschatz für seine soziale, geistige und sprachliche Entwicklung. Das Baby spielt nicht, um sich zu entspannen, zu üben oder zu trainieren, sondern um Schritt für Schritt die Umwelt zu erkunden.

Dies geschieht, indem das Baby Gegenstände **mit allen Sinnen** wahrnimmt. Es versucht, im wahrsten Sinne seine Umwelt zu begreifen. Mit Ausdauer und Konzentration untersucht das Baby seine Umwelt beim Spiel, wobei das erste Spielzeug sein eigener Körper ist. So beschäftigt sich bereits das wenige Wochen alte Baby mit sich selbst. Sein Spielzeug erkundet es mit Zunge, Mund und Händen. Sobald das Baby mobil ist, sich also dreht, robbt oder krabbelt, verliert der eigene Körper an Bedeutung. Das Baby wird auf spielerische Art und Weise **mit allen Sinnen** seine Umwelt erkunden. Dafür interessantes Spielzeug finden Sie unter Kap. 9 „Spielzeugbörse".

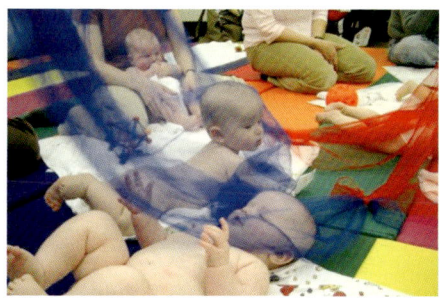

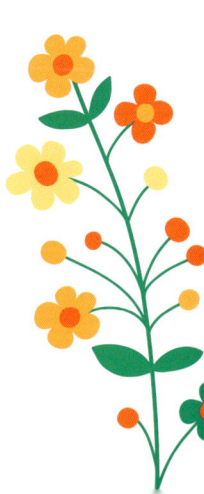

Babys entdecken ihre Welt mit allen Sinnen

Dabei unterscheiden sich die Sinne in die sogenannten **körperfernen und körpernahen Sinne**.

Die Fernsinne für die Wahrnehmung der Umwelt

Sehen	Augen	optisch, visuell
Hören	Ohren	akustisch, auditiv
Riechen	Nase	olfaktorisch
Schmecken	Mund	gustatorisch
Tasten	Haut	taktil, fühlend

Bei den Babys ist der Tastsinn der am besten entwickelte Sinn. Hände, Füße, Mund und Zunge sind seine bevorzugten Tastorgane. Der Tastsinn, auch Hautsinn genannt, hat großen Einfluss auf das Wohlbefinden des Babys.

Die Nahsinne oder Basissinne für die körpereigene Wahrnehmung

Tastsinn	taktile Wahrnehmung, um sich selbst zu spüren, propriozeptive Wahrnehmung
Bewegungssinn	Zusammenspiel von Muskeln und Nerven
Gleichgewichtssinn	vestibuläre Wahrnehmung
Innerer Wahrnehmungssinn	viszerale Wahrnehmung

Die Nah- oder Basissinne sind nicht so bekannt wie die Fernsinne, obwohl sie die Grundlage für die Hirnentwicklung bilden.

Entwicklung des Gehirns

Ein Baby startet bei der Geburt mit 100 Milliarden Neuronen (Erwachsene haben die gleiche Anzahl), welche aber noch klein und wenig vernetzt sind. Sie werden durch das Speichern von Informationen über die Sinne verknüpft. Sinneseindrücke prägen das Gehirn; unendliche Wiederholungen und Variationen strukturieren die Welt des Babys. Das Baby macht sich ein Bild von seiner Welt. Das Gewicht des Gehirns eines Babys beträgt bei der Geburt 250 g, über 750 g am Ende des ersten Lebensjahres und bis 1.300 g im fünften Lebensjahr.

Bereits nach der Geburt scheint das Gehirn schon mit gewissen Informationen ausgestattet zu sein. Babys lernen schon wenige Tage nach der Geburt, das Gesicht der Mutter zu erkennen. Sie schauen das Gesicht der Mutter länger an, wenden sich bei fremden Gesichtern früher ab.

Fünf Monate alte Babys haben bereits ein Gedächtnis für Gegenstände. Werden zwei Spielzeuge, mit denen das Baby vorher gespielt hat, hinter einem Buch versteckt und entfernt man anschließend das Buch wieder, wobei sich jetzt an dieser Stelle nur noch ein Spielzeug befindet, schauen Babys dort länger hin.

Informationsspeicher von Anfang an

Babys speichern Informationen im Informationsspeicher von Anfang an mit allen Sinnen. Das Gehirn speichert das Bild eines Gegenstandes nicht nur, wie er gesehen wird, sondern auch, wie er riecht, wie er schmeckt und wie er sich anfühlt und welche Erfahrungen das Baby damit auf der Gefühlsebene gemacht hat.

Das lymbische System

Das *lymbische System* ist verantwortlich für unsere Emotionen. Ohne emotionale Bindung zur Bezugsperson (häufig die Mutter) rauschen Lerninhalte an den Babys vorbei, ohne dass sie aufgenommen werden. Das Gedächtnis kann nicht ohne emotionale Bewertung speichern.

Wichtig für die Gehirnentwicklung ist deshalb die Umgebung, in der das Baby heranwächst (Stimme der Bezugsperson, Körperkontakt, Singen und andere Menschen).

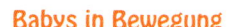

Babys müssen nicht zum Lernen motiviert werden. Sie lernen aus sich heraus mit allen Sinnen. Von Anfang an erforschen Babys sich und ihre Umwelt, weil sie Freude und Spaß empfinden und sie stolz sind auf neu Gelerntes. Babys lernen mit Freude.

Alle Sinne können sich nur durch ständigen Gebrauch gut entwickeln. Aus diesem Grund ist ein Angebot an „sinnvollen Spielen" in großer Anzahl und Qualität wichtig für die ganzheitliche Entwicklung des Babys. Eine adäquate Auswahl an Spielen mit allen Sinnen finden Sie im ausführlichen Praxisteil. Gleichgewichtsanregungen und die taktilen Anregungen für die Haut bezeichnet J. Ayres als **Nahrung für das Gehirn**!

1.5   Pädagogische Ansprüche des Kursangebots

Die pädagogischen Ansprüche an die Kursleiterin werden wie folgt dargestellt:

- ✿ Vermittlung von Freude an Bewegung
  Ausprobieren von Bewegungsangeboten ohne Zwang und Leistungsdruck in einem sauberen, hellen, warmen Raum, der genügend Freiraum bietet. Die Kursleitung stellt die Spiel- und Bewegungsanregungen mit einer Puppe vor.
- ✿ Stärkung der Eltern-Kind-Beziehung durch gemeinsames Erleben
  Zeit geben für gemeinsames Tun. Erleben von Spiel und Bewegung ohne Leistungs- und Zeitdruck.
- ✿ Unterstützung und Begleitung der Entwicklung durch Bewegungs-, Sinnes- und Spielanregungen
  Vermittlung von Informationen durch Theorie und Praxis.
- ✿ Vermittlung gesundheitsfördernder Kenntnisse über Bewegung, Störfaktoren, Entspannung und Spielverhalten
  Weitergabe von Informationen durch Theorie und Praxis.
- ✿ Förderung des gemeinsamen Spiels gleichaltriger Babys
  Fester Teilnehmerkreis von maximal 10 Müttern mit ihren Babys, deren Altersunterschied nicht mehr als drei Monate betragen sollte.
- ✿ Unterstützung des Erfahrungsaustauschs von Eltern
  Raum geben für Gesprächsinhalte.

✿ Kenntnisse über sinnvolle Spielmaterialien und deren Einsatz vermitteln
Erleben von weniger ist mehr. Reizüberflutung vermeiden.

1.6   Didaktische Grundlagen der Eltern-Kind-Arbeit

Offenheit

Offenheit bedeutet, die Eltern zur Mitgestaltung, Weiterentwicklung und Veränderung der Kurseinheit anzuregen. Dies erfordert von der Kursleiterin eine flexible Planung. Das Angebot sollte für Wünsche und Anregungen der Eltern offen sein.

Freiwilligkeit

Das Elementare dieses Handlungsprinzips ist die Möglichkeit, aus eigenem Antrieb heraus seinen Interessen und Neigungen nachgehen zu können. Das bedeutet, selbst über seine Tätigkeit und über seine Beteiligung zu bestimmen. Jeder sollte selbst so weit wie möglich über Dauer, Intensität und Pausen verfügen können. Das bedeutet, gerade bei Babys auf ihre Bedürfnisse zu achten und sie nicht zu bestimmten Bewegungen zu drängen.

Zwanglosigkeit

Im Eltern-Baby-Kurs sollte eine Atmosphäre entstehen, die frei bleibt von Reglementierungen, Erfolgszwang und Konkurrenzdenken. Freiwilliges Mitwirken, persönlich geprägte Bewegungserfahrungen und veränderbare Regelvereinbarungen bestimmen die Kurseinheit.

Wahlmöglichkeit

Wahlmöglichkeit heißt, zwischen mehreren Alternativen auf Grund eigener Abwägung auswählen zu können. Damit entwickelt sich die Fähigkeit, nach eigenen Kriterien eine Wahl zu treffen. Die Freiheit, alternative Möglichkeiten prüfen zu können, setzt voraus, dass aus mindestens zwei Angeboten gewählt werden kann.

Die Wahlmöglichkeit gilt in erster Linie für die Eltern, kann später aber auch schon für die Babys zum Tragen kommen.

Entscheidungsmöglichkeit

Das grundlegende Kriterium dieses Handlungsprinzips ist die Freiheit der Eltern und Babys, selbstbestimmt und selbstverantwortlich aus eigenem Entschluss heraus handeln zu können. Dies gilt, abgestimmt auf ihren Entwicklungsstand, auch schon für Babys. Damit ist das Ziel verbunden, aus eigenem Antrieb und nach eigenem Ermessen zu handeln. Insbesondere im Umgang mit Babys ist dabei zu berücksichtigen, dass ihre Entscheidungsfähigkeit noch ausgebildet und erweitert werden muss. Der Handlungsspielraum muss ihrem Entwicklungsstand entsprechen und darf in der Regel nicht zu groß sein.

Individualität

Eltern und Babys müssen Eigenaktivität entwickeln können, um den eigenen Interessen nachgehen und sich den eigenen Bedürfnissen, Neigungen und Fantasien entsprechend verhalten zu können. Es muss die Gelegenheit geschaffen werden, sich selbst zu erproben und selbst die Initiative zu ergreifen, damit das Vertrauen der Eltern und Babys in ihre eigenen Fähigkeiten gestärkt wird.

Eigeninitiative ist die Voraussetzung für die persönliche Entfaltung, für Zutrauen zum eigenen „Ich" und somit die Grundlage für die Steigerung des Selbstwertgefühls. Die größte Barriere für die Entwicklung von Eigeninitiative ist die Inaktivität der Teilnehmer selbst, indem sie von der Kursleiterin eine aktive Rolle erwarten, weil sie es nicht anders kennen. Die Kursleiterin kann dem entgegenwirken, indem sie gemeinsames Erleben, Erproben und Erfahren ermöglicht, Aufgaben an die Teilnehmer überträgt sowie Konkurrenz durch Kooperation ersetzt (vgl. Stein, G. (1997)).

Kapitel 2

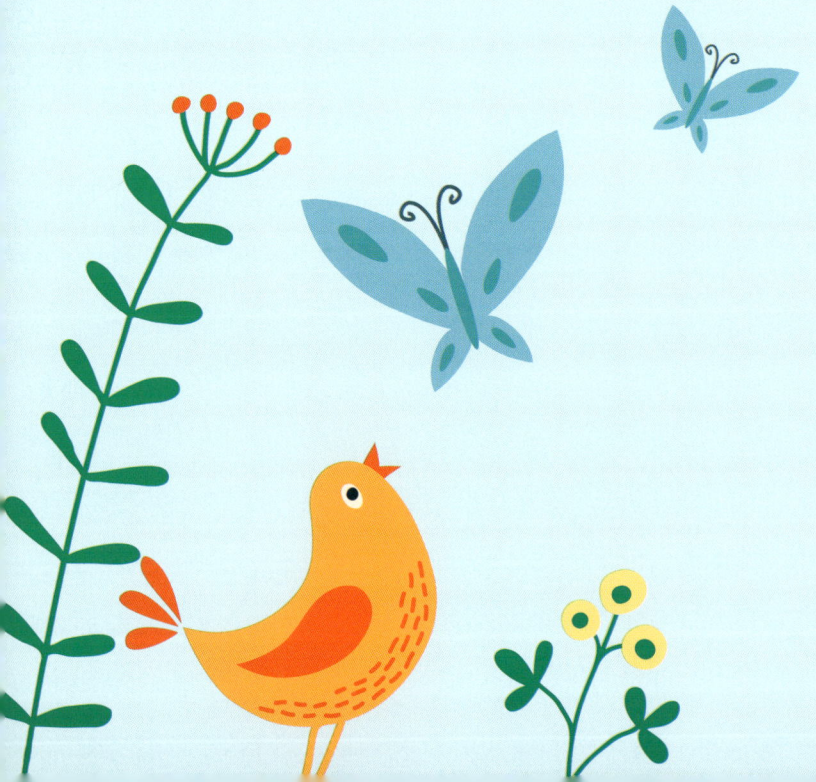

Bewegungsanregungen erstes Halbjahr

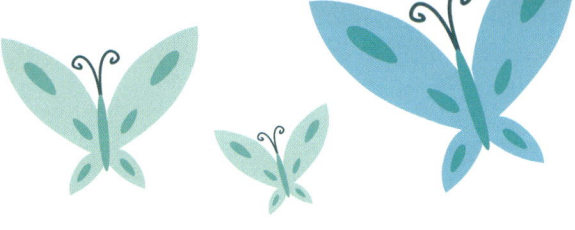

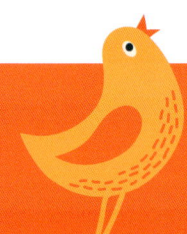

2 Bewegungs- anregungen erstes Halbjahr

2.1 Tragen

Das Tragen von Babys ist die natürlichste Sache der Welt.

Für das Baby ist das Tragen in unterschiedlichen Positionen ein wichtiger Baustein in seiner Entwicklung. Die Lageveränderungen beim Tragen haben eine beruhigende und entspannende Wirkung auf das Baby. Ein Baby, das getragen wird, ist motorisch sowie psychisch häufig weiterentwickelt als Babys, die nicht getragen werden. Darüber hinaus fördert das Tragen den Körperkontakt und die Kommunikation zwischen Mutter und Baby.

Hinweis

Babys sollten in sogenannten *Bauchtragen* nie mit Blick nach vorne getragen werden. In dieser Position kann das Baby nicht die anatomisch positive Spreiz-Anhock-Stellung einnehmen, die günstig für die Hüftentwicklung ist. Außerdem kann sich das Baby der Reizüberflutung seiner Umwelt nicht entziehen. Für die Mutter bringt diese Trageposition häufig Rückenprobleme mit sich.

Alle folgenden Trageanregungen können verändert werden, ohne dass das
Baby abgelegt wird. Das Baby erfährt,
sich in verschiedenen Lagen zurechtzu-
finden. Trageanregungen unterstützen
die Eigenaktivität des Babys, insbesondere die Kopfhaltung.

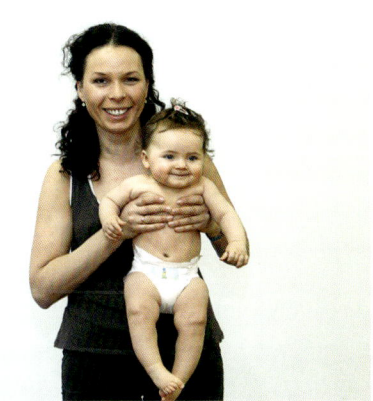

Hinweis:

Hochnehmen der Babys immer über die Seite!

Der wichtigste Handgriff beim Hochnehmen ist der **Schalengriff**. Das Baby liegt
auf dem Rücken. Sie bilden mit Ihren Händen eine Schale um den Rumpf des Babys.
Ihre Daumen liegen auf dem Brustkorb, die Finger leicht gespreizt auf dem Rücken
des Babys. Nehmen Sie Ihr Baby immer über die Seite hoch, zu der das Baby schaut.
Das Baby hält in dieser Seitenlage schon sehr früh seinen Kopf.

Beim Tragen in den Raum schauen

Sie haben das Baby symbolisch „sitzend"
auf Ihrem linken Unterarm mit dem
Rücken an Ihren Oberkörper gelehnt.
Dabei blickt es in den Raum. Mit dem
rechten Arm drücken Sie das Baby sanft
an Ihre Brust; es sitzt nur symbolisch auf
dem Arm. Die Beine des Babys können
sich frei bewegen. Legen Sie das Baby
über die Seite ab und nehmen Sie es in
gleicher Weise auf den rechten Arm.

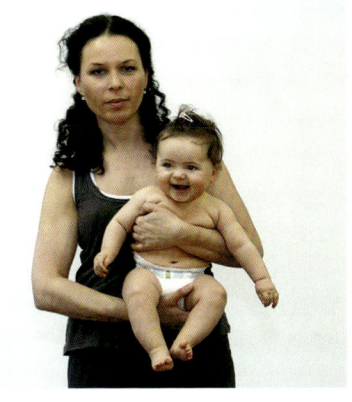

Beim Tragen über die Schulter schauen

Das Baby liegt mit dem Oberkörper an Ihrer Schulter. Es schaut dabei über Ihre Schulter, die Arme kann es frei bewegen. Mit einer Hand stützen Sie den Rücken des Babys in Höhe der Schulterblätter, mit der anderen Hand den Po. Wenn Sie das Baby einige Minuten so getragen haben, wechseln Sie es auf die andere Schulter.

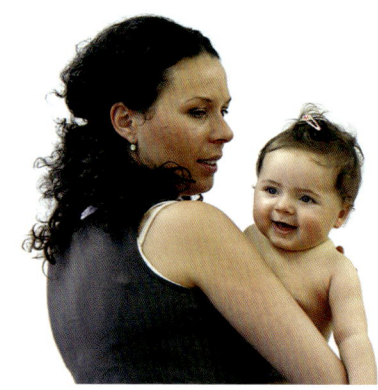

Beim Tragen in Fliegerhaltung

Sie legen das Baby in der Bauchlage auf Ihren Unterarm mit dem Kopf zum Ell-bogen. Dabei ragen der Kopf und beide Arme des Babys schräg über Ihren Arm hinaus, sodass sie sich ungefähr in Höhe des Ellbogens befinden. Der Rumpf wird gestützt. In dieser Tragehaltung kann das Baby seine Umgebung aus einer anderen Perspektive wahrnehmen. Auch hier sollten Sie das Baby wieder ablegen und auch auf Ihrem anderen Arm tragen.

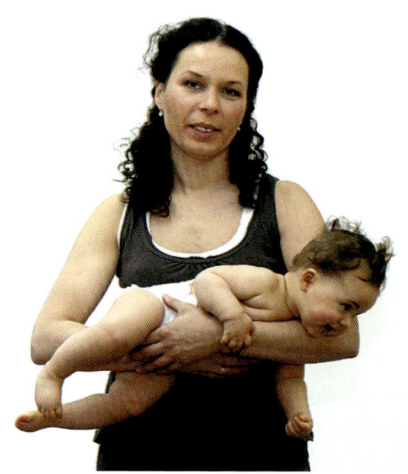

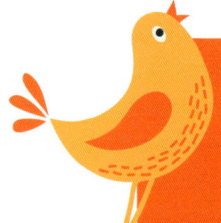

Hinweis

Tragen Sie das Baby häufig in der Fliegerhaltung. Bei Blähungen wirkt sie positiv.

Hinweis

Das Tragen in der Bauchlage erleichtert dem Baby das Liegen in der Bauchlage und kräftigt seine Rückenmuskulatur.

Beim Tragen in waagerechter Haltung
Sie nehmen das Baby wieder über die
Seite hoch, sodass es in Ihrem Arm liegt.
Das Baby liegt nun auf der Seite, d. h.
mit dem Rücken an Ihrem Oberkörper
und mit dem Gesicht in den Raum hinein. Der Kopf liegt größtenteils noch
auf Ihrem Arm. Das Baby sollte ganz auf
der Seite liegen und sein Rücken an Ihren Körper gelehnt sein. Führen Sie die
Anregung auf beiden Seiten durch und
achten Sie auf die Mitarbeit des Babys.
Auch hier macht das Baby wieder eine
andere Trageerfahrung.

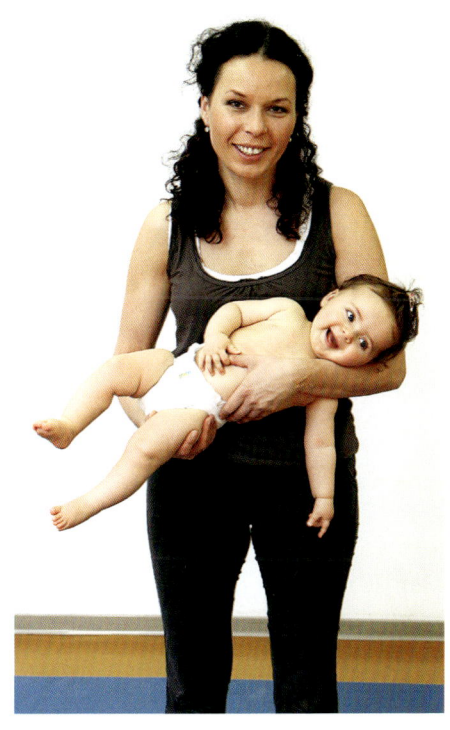

Erweiterung: Nehmen Sie Ihren Ellbo-
gen zurück, sodass das Baby den Kopf
selbst halten und ausbalancieren muss.

Beim Tragen in Rückenlage
Tragen Sie das Baby auf Ihrem Arm (wie beim Stillen). So haben Sie guten Blickkontakt und können sich über Mimik und Sprache mit dem Baby austauschen. Auch
diese Trageanregung soll zu beiden Seiten ausprobiert werden.

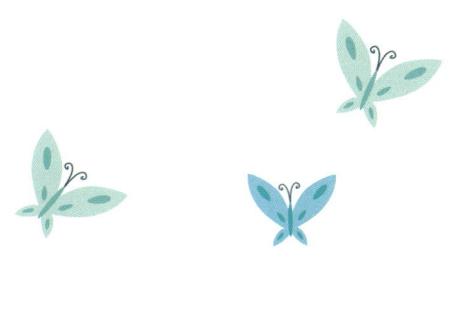

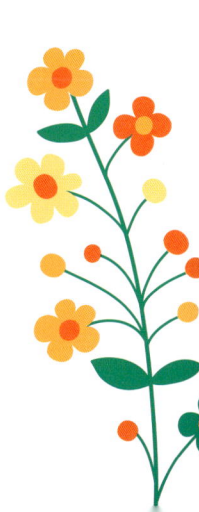

2.2   Greifen, Tasten, Fühlen

Streicheln der Außenseite und des Handrückens der Hände

Streicheln Sie den Handrücken des Babys und die Faust öffnet sich. Dies ist kein bewusstes Tun, sondern erfolgt in den ersten 6-8 Wochen reflexhaft. Dadurch werden die Muskeln gestärkt und die Beweglichkeit der Hände gefördert.

Hinweis:

Die Fäuste des Babys nie mit sanfter Gewalt öffnen.

Mamas Finger in der Hand

Öffnen Sie durch Streicheln die Hand des Babys und legen Sie einen Finger hinein. Das Baby spürt die Wärme Ihres Fingers, was den Körperkontakt fördert.

Wie fühlt sich das an?

Legen Sie unterschiedliche Materialien, z. B. Papier, Felle, Holz usw., in die geöffnete Hand des Babys. Es macht so wertvolle Sinneserfahrungen mit den verschiedenen Materialien.

Greifspiele in Rückenlage

Sie zeigen dem Baby einen gut greifbaren Gegenstand und halten diesen in Reichweite der Hand. Der Abstand zum Kind sollte ca. 20 cm sein. Spielzeuge oder ein Wasserball können auch an einer Schnur mit entsprechendem Abstand befestigt werden.

Das Baby macht zuerst spontane Armbewegungen, bei denen es den Gegenstand eher zufällig berührt, eventuell greift und wieder loslässt. Zum Ende des ersten Vierteljahres verlieren die Greifbewegungen ihren Zufallscharakter und werden gezielter.

Begreifen von Gegenständen

Das Greifen und Tasten unterschiedlicher Gegenstände fördert nicht nur die Handmotorik, sondern liefert dem Gehirn auch wertvolle Informationen über diese Gegenstände. Das Baby nimmt Gegenstände mit allen Sinnen wahr. Wie sie sich anfühlen, wie sie riechen, wie sie schmecken, wie sie aussehen. Machen sie vielleicht auch noch Geräusche?

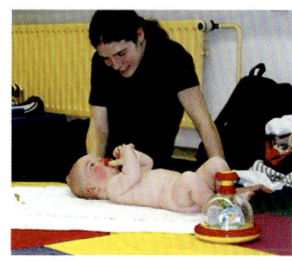

Ergreifen von Mamas Händen

Das Baby liegt in Rückenlage auf der Decke. Sie bewegen Ihre Finger im Abstand von ca. 20 cm vor dem Gesicht des Babys. Das Baby schaut erst den Fingern hinterher. Im Alter von ca. drei Monaten greift es nach Ihren Fingern.

Arme strecken

Das Baby liegt in Rückenlage. Sie reichen dem Baby Ihren Zeigefinger und legen ihn in seine Hand. Sie umfassen seine Hände und strecken die Arme des Babys zur Seite. Sie beschreiben vorsichtig kleine Kreise mit den gestreckten Armen. Diese Bewegungsanregung stärkt die Armmuskulatur und den Schulterbereich.

Arme hoch

Das Baby liegt wieder in Rückenlage. Sie führen die gestreckten Arme des Babys hoch über seinen Kopf. Im zweiten Halbjahr führt das Baby diese Bewegung eigenständig durch.

Entdecken der eigenen Füße

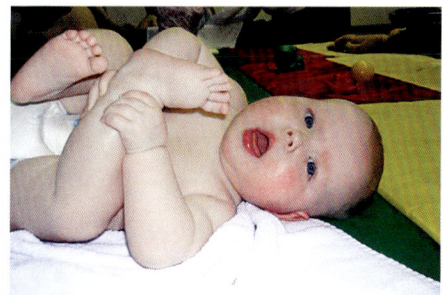

Das Spiel mit den eigenen Füßen ist ein wichtiger Entwicklungsschritt für das Baby. Beim Spiel mit den Füßen dehnt es seine Lendenwirbelsäule und trainiert die Bauchmuskulatur, was wichtig für das spätere Sitzen ist. Sobald das Baby seine eigenen Füße entdeckt hat, gibt es kein interessanteres Spielzeug mehr.

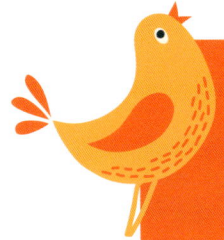

Hinweis

Setzen Sie Ihr Baby erst hin, wenn es selbstständig in die Sitzposition gelangt.

Greifen mit Händen und Füßen

Sie halten einen an einer Schnur befestigten Wasserball über das Baby. Das Baby tritt mit Füßen gegen den Ball und greift und schlägt mit seinen Händen nach dem Ball.

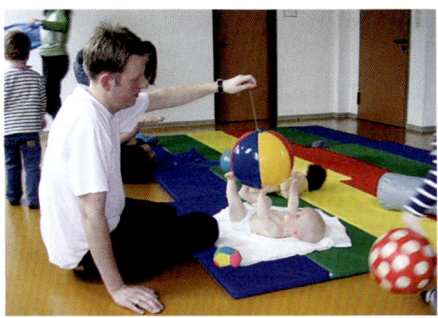

Hinweis

Lassen Sie dem Baby Zeit, sich auszuprobieren und wahrzunehmen.

Mamas Füße massieren

Babys „massieren" mit Freude die Füße der Mutter. Das Erkunden rund um das menschliche Wesen bereitet dem Baby besonders viel Freude. Sehr großes Interesse zeigt schon das junge Baby am Gesicht der Mutter.

Aneinanderklatschen der Handflächen

Die Aktivität geht bei diesem Spiel von Ihnen aus. Das Baby liegt in der Rückenlage mit Blick zu Ihnen. Sie nehmen die Hände des Babys und führen sie zur Seite. Anschließend klatschen Sie sie vorsichtig mit den Handflächen aneinander. Dieses Spiel wird von Babys geliebt. Sie können dieses Spiel in Verbindung mit einem Lied durchführen.

Greifen schon fast im Sitzen

Mit etwa fünf Monaten kann das Baby in der „gehaltene Sitzposition" einige Minuten spielen. Sie sitzen mit dem Baby am Tisch und halten es im Schalengriff. Das Baby kann sich so beim Spiel voll und ganz auf seine Hände konzentrieren. Es experimentiert mit unterschiedlichen Gegenständen, die vor ihm liegen.

2.3 Strampeln

Streicheln der Außen- und Innenkanten der Füße und der Ferse

Das Baby liegt auf dem Rücken auf einer Decke oder Matte. Berühren Sie mit den Fingern die Ferse des Babys, spreizt das Baby seine Zehen. Legen Sie einen Finger unter die Zehen des Fußes, zieht das Baby seine Zehen zusammen. Streicheln Sie die Außen- und Innenkanten der Füße, dreht das Baby seine Füße nach außen und innen. Diese Übungen fördern die Durchblutung und werden von den Babys geliebt, da sie oft kalte Füße haben.

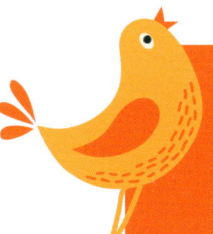

Hinweis

Diese Bewegungsanregung können Sie bei jedem Wickeln auf dem Wickeltisch ausprobieren.

Widerstand mit den Händen an der Fußsohle

Das Baby liegt auch hier in Rückenlage auf einer Decke oder Matte. Drücken Sie Ihre Hände gegen die Fußsohlen des Babys. Das Baby beugt die Beine und streckt sie, wenn Sie die Hände wieder lösen. Diese Bewegungsanregung stärkt die Beinmuskulatur und macht Spaß.

Strampeln auf dem Keilkissen

Sie legen das Baby in Rückenlage auf ein Keilkissen mit dem Kopf zur flachen Seite. Durch die Erhöhung unter dem Po erfährt das Baby eine Unterstützung und kann dadurch seine Beine leichter anheben.

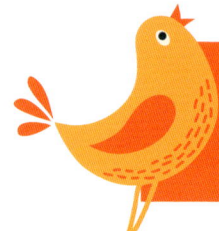

Hinweis:

Diese Bewegungsanregung ist vor allem für kleine Babys geeignet.

Strampeln mit Hilfe

Das Baby liegt auf dem Rücken. Sie umfassen die Unterschenkel des Babys und beugen und strecken vorsichtig seine Beine. Sie beugen und strecken abwechselnd das rechte und linke Bein des Babys. Diese Bewegungsanregung stärkt die Oberschenkelmuskulatur des Babys und ist ab dem dritten Monat geeignet.

Sie können die Bewegung mit Liedern aus Kap. 7.4 „Mit Füßen und Beine" begleiten.

Klatschen mit den Füßen

Das Baby liegt in der Rückenlage. Sie umfassen wieder die Unterschenkel des Babys und klatschen seine Fußsohlen gegeneinander.

Fußball in der Rückenlage

Das Baby liegt auf dem Rücken. Ein Wasserball wird an einer Schnur befestigt. Bei sehr kleinen Babys legen Sie eine Hand zur Unterstützung unter den Po, sodass es seine Beine leichter anheben kann. Der Wasserball wird an die Fußsohlen gehalten. Dadurch wird das Baby zu Strampelbewegungen der Beine sowie zu Tastbewegungen der Füße und Zehen angeregt. Diese lebhaften Bewegungen fördern den Kreislauf, die Atmung sowie die Verdauung des Babys.

Abstoßen auf einem Wasserball

Das Baby liegt bäuchlings auf einem Wasserball, Durchmesser ca. 30 cm. Das Baby berührt mit seinen Füßen die Unterlage. Es hält den Kopf hoch. Sie halten das Baby mit beiden Händen von hinten im Schalengriff. Das Baby beginnt, sich mit den Füßen abzustoßen.

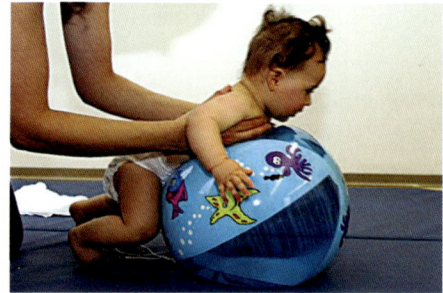

Hinweis:

Das Gewicht wird nicht von den Füßen des Babys getragen, sondern von Ihren Händen. Entsprechend den Bewegungen des Babys führen Sie den Ball nach vorne und hinten; später auch zur Seite sowie nach rechts und links. Durch diese Bewegungsanregung wird die Kopf-, Nacken- und Rückenmuskulatur gestärkt.

Hopsen im Schalengriff

Sie sitzen im Langsitz auf dem Boden und halten das Baby im Schalengriff mit Blick zu sich senkrecht über Ihren Schoss. Sie halten das Gewicht des Babys mit Ihren Händen. Wenn sich die Füße des Babys und Ihre Oberschenkel leicht berühren, stößt sich das Baby rhythmisch von Ihren Oberschenkeln ab. Durch das abwechselnde Beugen und Strecken seiner Beine trainiert das Baby seinen Gleichgewichtssinn und kräftigt seine Bauch- und Beinmuskeln.

2.4   Bauchlage

In der Bauchlage den Kopf hochzuhalten, fällt den Babys zu Anfang schwer. Aus diesem Grund ist die Bauchlage auch zunächst nicht bei allen Babys beliebt. Mit den nachfolgenden Bewegungsanregungen können Sie die Freude an der Bauchlage wecken. Die Bauchlage ist wichtig für die Vorbereitung zum Krabbeln, weil in dieser Position viele Muskeln des Babys gestärkt werden.

Liegen auf dem Bauch der Eltern

Hinweis

Legen Sie eine Nackenrolle oder Kissen zur Unterstützung in Ihren Nacken.

Sie liegen auf dem Rücken auf einer Matte oder Decke. Das Baby liegt in der Bauchlage auf Ihrem Oberkörper. Ihre Ansprache regt das Baby zum Abstützen und zum Anschauen an. Schön für das Baby, wenn Sie seinen Rücken dabei streicheln.

Liegen in der Bauchlage mit Unterstützung Ihres Unterarms

Sie liegen dabei am besten in Seitenlage neben dem in Bauchlage liegenden Baby und ihm zugewandt. Ihr Unterarm liegt unter dem Brustkorb des Babys. Die nach vorn gestreckten Oberarme des Babys befinden sich vor Ihrem Arm. Das Baby stützt sich auf seinen Unterarmen ab und hebt dabei den Kopf. Leichtes Streicheln des Rückens wirkt dabei unterstützend. Der Rücken des Babys ist gestreckt und es macht dabei Kriechbewegungen.

Liegen mit Unterstützung eines gerollten Handtuchs

Das Baby liegt in der Bauchlage. Zur Unterstützung rollen Sie ein Handtuch auf und legen es unter die Achseln des Babys. Das Baby stützt sich auch hier auf seine Unterarme und kann den Kopf leichter in der Position halten und seine Umgebung beobachten.

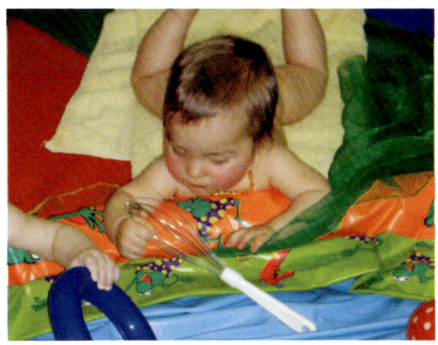

Liegen mit Unterstützung eines Planschbeckens

Das Baby liegt in der Bauchlage. Die Arme erhalten Unterstützung durch einen leicht aufgeblasenen Ring eines Planschbeckens. Das Baby ergreift Gegenstände, die sich in dem Planschbecken befinden und hantiert mit ihnen.

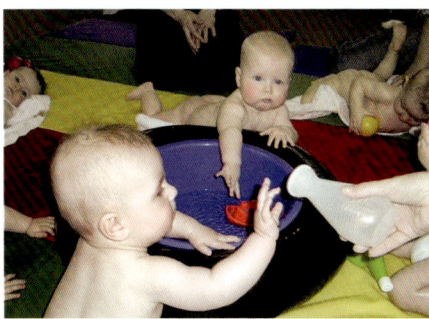

Stützen auf einem Schwimmring

Das Baby liegt in der Bauchlage mit dem Oberkörper auf einem Schwimmring. In der Mitte des Schwimmrings steht eine kleine Schüssel, die Sie mit Wasser oder kleinen Gegenständen füllen können. Auch hier wird die Bauchlageposition durch das Hilfsmittel unterstützt. In dieser Position kann das Baby schon mit seinen Händen in einer höheren Position spielen.

Hinweis:

Achten Sie darauf, dass das Baby seinen Rücken nicht überstreckt.

Liegen auf dem Wasserball

Sie legen das Baby im Schalengriff bäuchlings auf den Wasserball (Größe ca. 30 cm). Sie bewegen den Wasserball vorsichtig hin und her. Das Baby kann entspannt schaukeln.

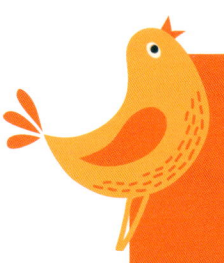

Hinweis:

Legen Sie ein dünnes Tuch (Moltontuch) auf den Wasserball, sodass ein direkter Hautkontakt vermieden wird. Babys können empfindlich auf Kunststoff reagieren.

Sich auf dem Wasserball gegenüberliegen

Zwei Mütter mit ihren Babys sitzen sich gegenüber. Die Babys liegen bäuchlings auf dem Ball so weit auseinander, dass sie erste Kontakte knüpfen können, indem sie sich anschauen und vorsichtig berühren können.

Spielzeug in der Bauchlage anbieten

Sie bieten dem Baby Spielzeug in der Bauchlage an. Das Baby muss seinen Oberkörper und Kopf dabei einarmig ausbalancieren, um das Spielzeug zu greifen.

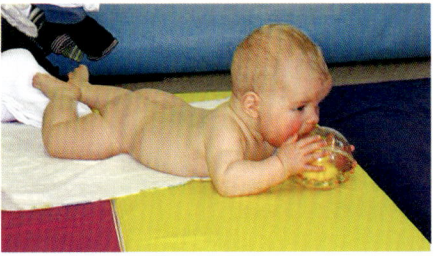

Bauchlage auf der schiefen Ebene (auch für das zweite Lebenshalbjahr)

Sie gestalten eine schiefe Ebene mit einem Keilkissen, einer Matratze oder einem Brett. Sie legen das Baby in Bauchlage auf die schiefe Ebene. Das Baby stärkt in dieser Position seine Nacken- und Rückenmuskulatur.

Bauchlage auf den Unterschenkeln der Mutter

Sie sitzen im Langsitz, das Baby liegt mit seinem Oberkörper auf Ihren Unterschenkeln. Das Baby stützt sich mit den Armen am Boden ab. Sie halten eine Hand am Po des Babys; so spüren Sie, wenn es sich nicht mehr abstützen mag.

Hinweis:

Im zweiten Halbjahr legen Sie das Baby über Ihre Oberschenkel.

Kopf an Kopf in der Bauchlage

Sie und das Baby liegen in der Bauchlage auf dem Boden nebeneinander, sodass sie sich ansehen können. Sie „unterhalten" sich mit dem Baby und imitieren seine Mimik. Das Baby wird versuchen, auch Ihre Mimik zu imitieren. Durch Ihre Ansprache fällt dem Baby die Bauchlage viel leichter.

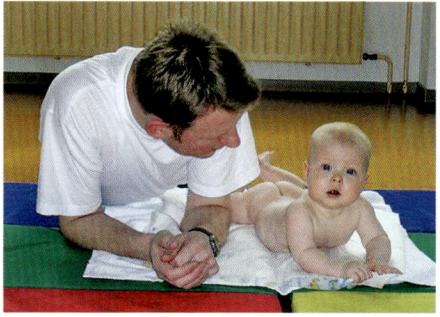

2.5   Gleichgewicht

Nach oben im Schalengriff

Das Baby liegt auf dem Rücken und Sie fassen es im Schalengriff. Sie drehen das Baby auf die Seite und nehmen Blick- und Sprechkontakt auf. In dieser Haltung heben Sie das Baby ca. 10 Sekunden hoch. Das Baby hält dabei den Kopf ohne Ihre Unterstützung. Diese Übung ist schon für sehr kleine Babys möglich.

Zur Seite im Schalengriff

Sie nehmen das Baby aus der Rückenlage über die Seite im Schalengriff hoch und halten es senkrecht mit beiden Händen am Rumpf vor Ihrem Gesicht. Sie halten Blickkontakt und verändern spielerisch Nähe und Entfernung. Später neigen Sie sanft das Baby nach rechts und links, wobei sich die Bewegung immer dem Befinden des Babys anpasst. Diese Bewegung ist bis in die Seitenlage möglich, denn das Baby richtet sowohl den Kopf als auch die Beine aus.

Schulterspiel

Sie sitzen im geöffneten Langsitz auf dem Boden. Das Baby liegt mit dem Kopf zwischen Ihren Oberschenkeln rücklings auf dem Boden. Sie nehmen das Baby im Schalengriff über die Seite, heben es hoch und legen es auf Ihre Schulter. Der Kopf des bäuchlings liegenden Babys zeigt dabei nach vorne. Die Arme sind frei beweglich. Zurück drehen Sie zunächst das Baby wieder im Schalengriff auf die Seite und führen die Bewegung in umgekehrter Richtung bis in die Ausgangsposition durch.

Schaukeln auf den Oberschenkeln

Sie sitzen mit angewinkelten Beinen auf dem Boden. Das Baby liegt mit dem Rücken auf Ihren Oberschenkeln; den Kopf zu den Knien. Sie schaukeln mit Ihren Oberschenkeln nach rechts und links. Das Baby muss dabei seine Lageveränderung ausgleichen, indem es den Kopf ausbalanciert. Diese Übung fördert die Kopfkontrolle und stärkt den Kontakt.

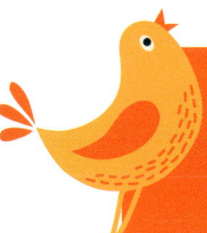

Hinweis:

Diese Gleichgewichtsanregung ist vor allem für sehr kleine Babys geeignet.

Schaukeln in einer Decke oder in einem Tuch

Diese Bewegungsanregung muss zu zweit durchgeführt werden!

Legen Sie das Baby in Rückenlage in eine Decke oder in ein Tuch. Jeder hebt die Decke oder das Tuch an den Enden an, wobei die Ecken nicht zusammengeführt werden. Dadurch behalten Sie das Baby unter Beobachtung. Sie schaukeln das Baby hin und her. Bei dieser Bewegungsanregung sollte das Baby mit Blick zur Mutter schaukeln. Durch den Blickkontakt wird die Mutter-Kind-Beziehung gestärkt. Schaukellieder können die Schaukelbewegung unterstützen.

Schaukeln auf dem Pezzi®ball

Das Baby liegt bäuchlings auf dem Pezzi®ball. Sie halten es im Schalengriff. Dann schaukeln Sie das Baby vorsichtig in alle Richtungen. Diese Bewegungen stärken den Gleichgewichtssinn und wirken entspannend und beruhigend auf Mutter und Baby.

2.6   Drehen

Drehen rundherum

Sie reichen dem auf den Rücken liegenden Baby Ihren Zeigefinger. Hält das Baby den Zeigefinger fest, bewegen Sie Ihre Hände seitwärts, sodass das Baby den Kopf eigenständig zur Seite drehen kann.

Bei Erreichen des zweiten Vierteljahres wird es sich bis in die Seitenlage ziehen und dann (bis Ende achter Monat) auch bis in die Bauchlage.

Es sollten immer beide Seiten motiviert werden.

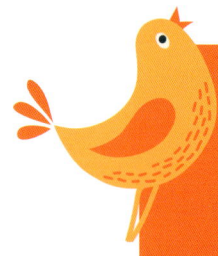

Hinweis

Hände und Beine müssen sich mitdrehen.
Beim Drehen bis in die Bauchlage liegt meistens ein Arm des Babys unter seinem Bauch. Manchmal hilft schon ein Streicheln mit der flachen Hand vom Nacken bis zum Po, dass das Baby es selbstständig schafft, den Arm aus dieser Position zu holen. Reicht das Streicheln nicht aus, versuchen Sie es mit einem leichten Druck auf dem Po. Warten Sie ab, ob das Baby es alleine schafft.

Drehung an Ringen

Wenn das Baby die vorherige Bewegungsanregung kennt, kann die jeweilige Bewegungsanregung mit dem Greifring erweitert werden. Der Ablauf erfolgt in gleicher Weise.

Ganz schön schräg

Das Baby liegt in Rückenlage seitwärts auf einer schrägen Ebene. Zur Unterstützung der bekannten Drehübungen wird nun eine schräge Ebene eingesetzt. Die Schwerkraft hilft bei dieser Übung.

Nun wird gedreht

Das Baby liegt bei auch bei dieser Bewegungsanregung auf dem Rücken, die Beine zeigen zu Ihnen. Sie umfassen einen Oberschenkel des Babys mit dem Daumen an der Oberseite des Beins. Das umfasste Bein schieben Sie über das andere Bein, sodass das Baby in die Seitenlage gedreht wird. Durch diese Aktivität, d. h. durch Drehen und Anheben des Kopfs und des oberen Rumpfs, gelangt das Baby weiter in die Bauchlage.

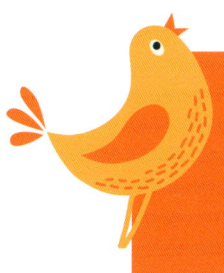

Hinweis

Liegt der Arm des Babys unter dem Bauch, dann versuchen Sie, entsprechend dem obigen Hinweis zu erreichen, dass das Baby den Arm selbstständig wieder hervorzieht.

Zurück auf den Rücken

Das Baby liegt auf der Matte in Bauchlage. Das Drehen von der Bauchlage in die Rückenlage fällt dem Baby schwer. Sie können es mit folgender Anregung unterstützen. Sie strecken den Arm des Babys, über dessen Seite es sich drehen soll, nach oben. Sie fassen das Baby an der Hüfte und drehen es langsam in die Rückenlage. Das Baby wird während der Drehbewegung seinen Kopf von der Matte abheben, sodass ein aktives Drehen möglich ist.

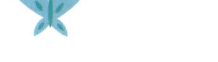

Mit dem Handtuch gedreht

Das Baby liegt in Rückenlage quer auf einem Badehandtuch auf dem Boden. Sie drehen das Baby vorsichtig mithilfe des Badehandtuchs erst in die Seitenlage und anschließend in die Bauchlage. Diese Bewegungsanregung ist geeignet für Babys ab dem vierten Lebensmonat.

2.7   In die Höhe

Aufrichten mit Zeigefinger

Diese Bewegungsanregungen eignen sich ab dem vierten bis fünften Monat. Wichtig ist ein richtiges Festhalten des Zeigefingers durch das Baby. Dies können Sie mit Ihrem Daumen auf dem Handrücken des Babys absichern. Die Aktion soll vom Baby ausgehen, also kein Hochziehen, nur ein Andeuten. Das Baby macht, wenn es kann, von selbst mit. Zunächst wird das Baby nur den Kopf abheben und sich erst später bis in die Sitzposition bringen. Sie sollten das Baby über die Seite „hochziehen" und auch wieder seitlich ablegen. Beide Seiten sollten ausprobiert werden. Diese Bewegungsanregung stärkt die Bauchmuskulatur und bedeutet eine Stärkung von Armen und Händen.

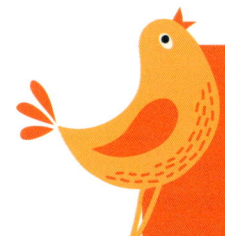

Hinweis

Sollte das Baby seinen Kopf in den Nacken legen, brechen Sie diese Bewegungsanregung ab.

Mit Ringen nach oben

Das Baby liegt in der Rückenlage. Sie nehmen einen Greifring mit einer Hand und halten ihn vor das Baby, dass dieses den Greifring mit beiden Händen festhalten kann. Sie haben die andere Hand hinter dem Oberkörper des Babys, ohne damit jedoch den Oberkörper anzuheben. Dies tun Sie aus Sicherheitsgründen, falls das Baby beim „Hochziehen" den Ring loslässt. Sie bewegen den Greifring über die Seite nach oben. Dabei soll diese Bewegungsanregung vom Baby ausgehen. Zunächst wird das Baby nur seinen Kopf abheben. Sobald das Baby später die sitzende Position fast erreicht, bewegen Sie es mit dem Greifring langsam wieder seitlich auf den Boden. Das Baby sollte nicht in der schräg aufgerichteten Position verharren.

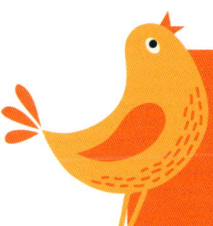

Hinweis

Legen Sie bei dieser Bewegungsanregung eine Polsterung unter den Kopf des Babys und achten Sie genau auf seine Signale.

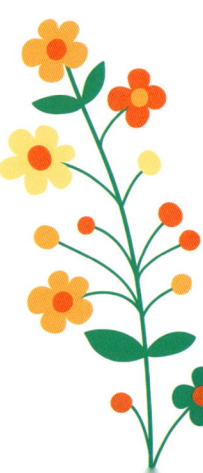

Kapitel 3

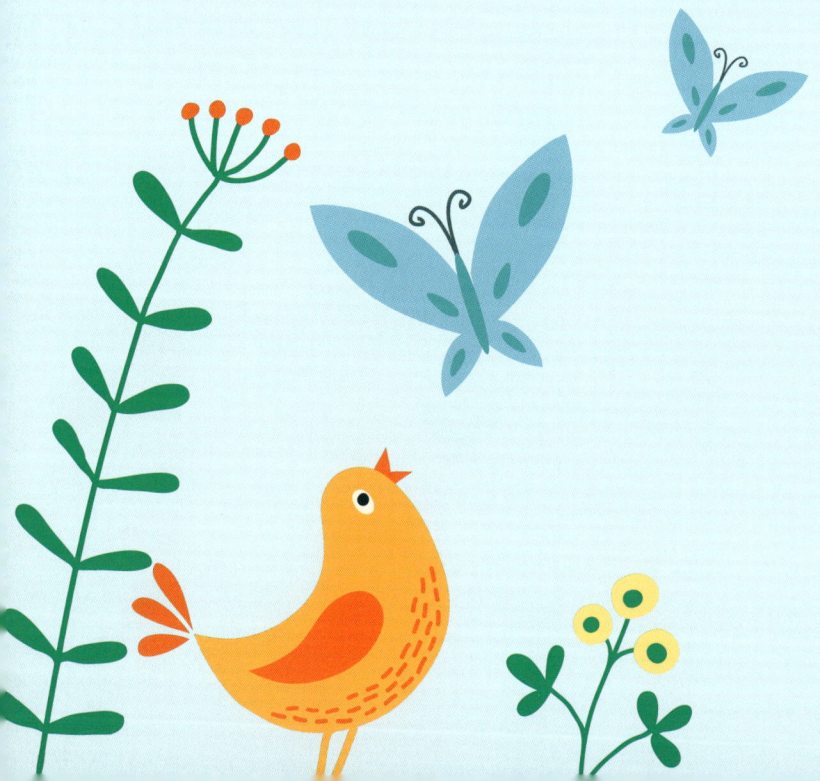

Babymassage

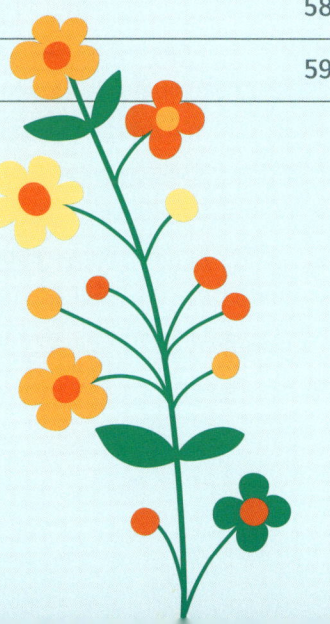

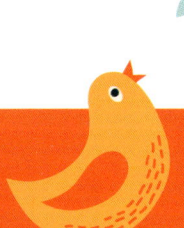

3 Babymassage

3.1   Anleitung zur Babymassage – mit allen Sinnen

Eine Unterstützung der Sinneswahrnehmung und Förderung der ganzheitlichen Entwicklung des Babys

Die Babymassage ist in vielen Kulturen verbreitet, besonders in Indien. Die sanfte Berührung wirkt auf Eltern und Babys wohltuend und entspannend. Sie dient als Kommunikationsmittel und hilft dem Baby, sich zu entspannen und gut einzuschlafen.

Die Babymassage ist keine medizinische Massage.

Die Massagebewegungen sollten sanft und entspannend ausgeführt werden.

- Die Massage sollte nicht gerade nach einer Mahlzeit und nicht zu einem Zeitpunkt durchgeführt werden, wenn das Baby hungrig und müde ist.
- Sie sollten möglichst entspannt sein. Störfaktoren wie Handy und Telefon sollten ausgeschaltet sein.
- Die Massagedauer hängt davon ab, wie alt das Baby ist und ob ihm die Massage gefällt. Jüngere Babys ermüden häufig schneller und oft genügt ihnen schon eine Dauer von fünf Minuten. Meist empfinden sie aber schon nach einigen Wochen die vollständige Massagedauer als Genuss.
- Das Baby ist während dieser Zeit nackt. Daher sollte die Raumtemperatur ca. 26° C betragen.

- ✿ Für die Babymassage sollten Sie ein 100 %iges reines Pflanzenöl wie Ringelblumen-, Kokos- oder Mandelöl (kalt gepresst) verwenden.
- ✿ Ihre Hände sollten warm sein.
- ✿ Legen Sie Schmuck, Ringe und die Uhr ab.

Anleitung zur Babymassage nach Leboyer (mit einigen Abwandlungen)

Massage ist Nahrung für Leib und Seele

Brust

- ✿ Streichen Sie mit beiden Händen langsam im Verlauf der Rippen nach beiden Seiten.
- ✿ Fahren Sie mit beiden Händen von der Mitte des Brustbeins hoch zu den Schultern.
- ✿ Legen Sie je eine Hand an jede Seite und streichen mit einer Hand diagonal über den Brustkorb zur gegenüberliegenden Schulter, die Hände wechseln sich ab.

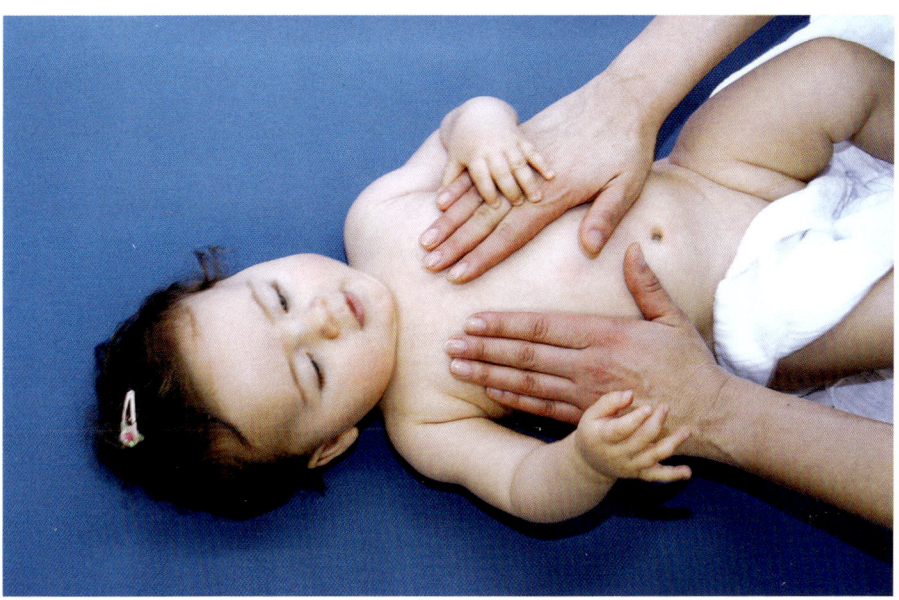

Arme

Das Baby auf die Seite drehen.

🌸 Halten Sie mit einer Hand das Handgelenk und melken mit der anderen Hand vom Schultergelenk zum Handgelenk. Dabei bilden Sie mit Ihrer Hand einen Ring um den Arm des Babys und streichen vom Oberarm abwärts.

🌸 Arbeiten Sie mit beiden Händen gleichzeitig und wringen vom Schultergelenk zum Handgelenk, wobei sich die Hände entgegengesetzt bewegen.

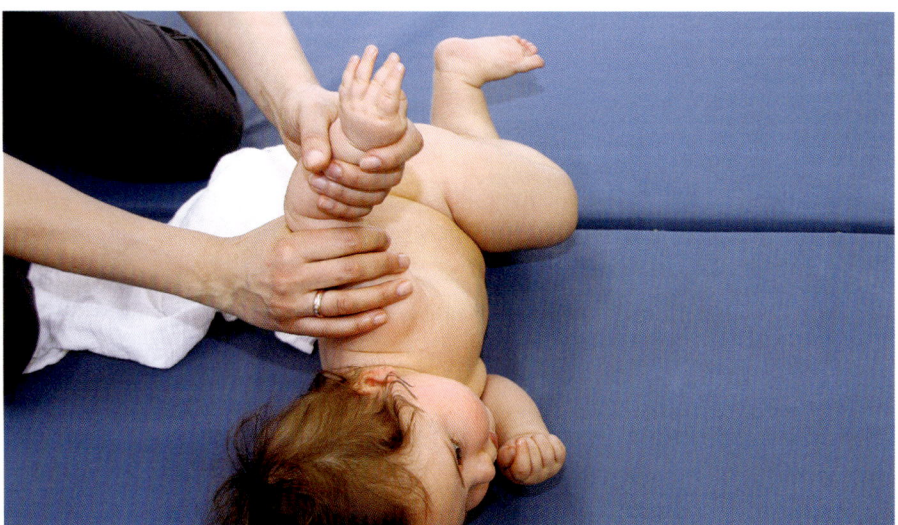

Hände

🌸 Streichen Sie mit dem Daumen die Handinnenfläche aus bis hin zu den Fingerspitzen.

🌸 Streichen Sie mit Ihrer Hand die Handinnenfläche aus.

Bauch

Das Baby liegt auf dem Rücken.

🌸 Mit den Händen massieren Sie in schaufelnder Bewegung vom unteren Rippenbogen zu den Leisten, dabei gehen die Hände von links nach rechts und von links über den gesamten Bauchraum.

🌸 Mit einer Hand halten Sie beide Füße des Babys im rechten Winkel hoch und drehen den anderen Unterarm wie eine Nudelrolle vom unteren Rippenbogen zu den Leisten.

❁ Mit den Fingerkuppen wandern Sie im Uhrzeigersinn rund um den Bauchnabel (im Verlauf des Darms).

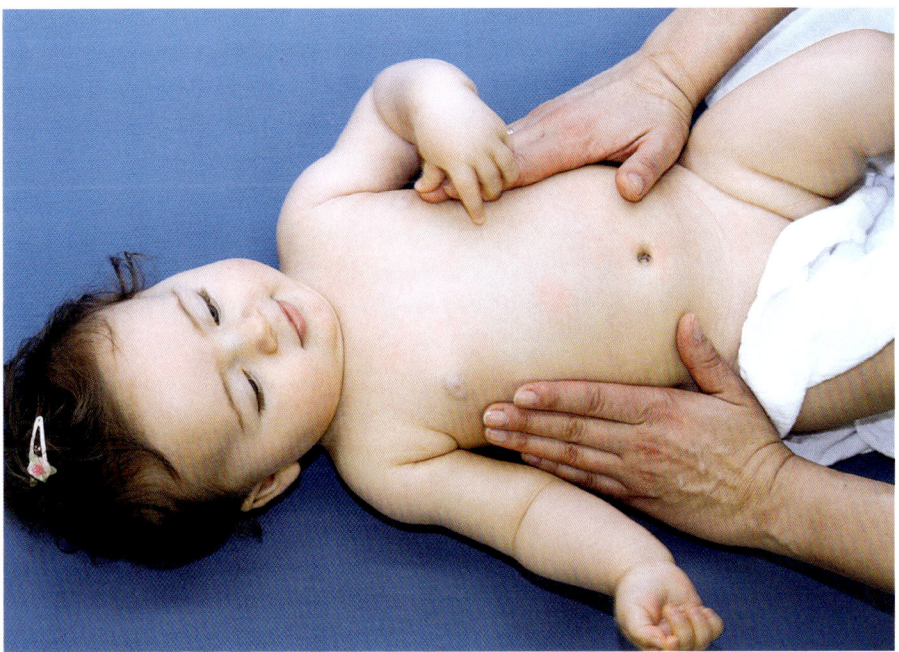

Beine

❁ Sie verfahren ähnlich wie bei der Massage der Arme.

❁ Das Baby liegt auf dem Rücken und Sie melken und wringen vom Hüftgelenk zum Fußgelenk.

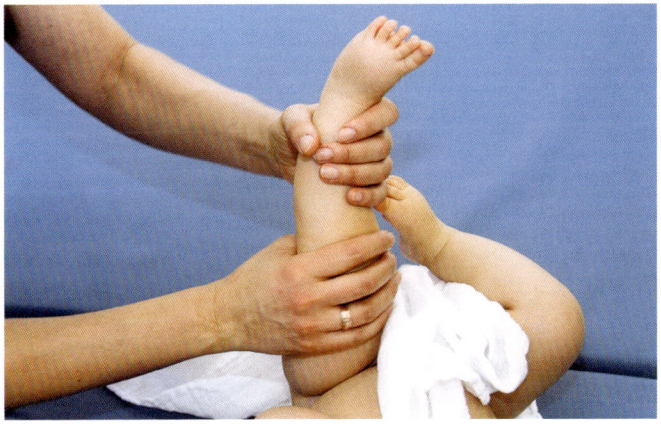

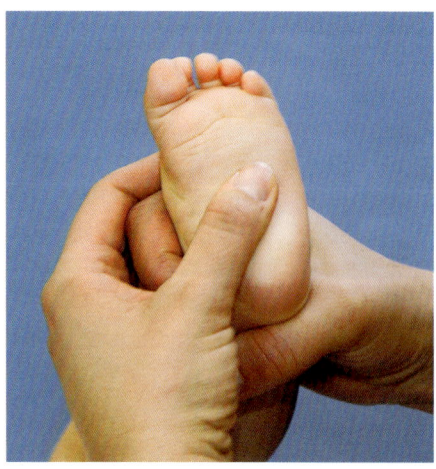

Füße

❀ Sie massieren die Fußsohle mit dem Daumen und anschließend mit sanftem Druck mit der ganzen Hand.

Rücken

Das Baby wird quer über die Beine gelegt.

❀ Sie streichen mit beiden Händen gegenläufig quer über den Rücken, vom Nacken zum Po und vom Po zum Nacken, und wiederholen diesen Vorgang mehrere Male.

❀ Eine Hand liegt am Po, mit der anderen Hand streichen Sie vom Hinterkopf über die Wirbelsäule zum Po.

❀ Sie nehmen die Füße locker in eine Hand und strecken die Beine, mit der anderen Hand streichen Sie über den Nacken, die Wirbelsäule, den Po, die Beine und Füße bis zu den Zehen und darüber hinweg.

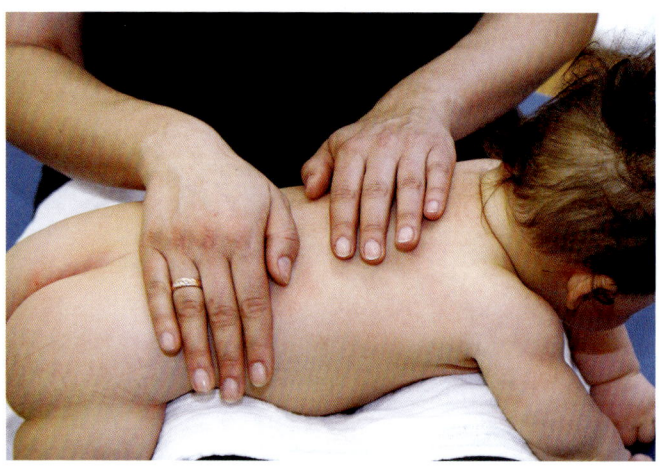

Gesicht

- ✿ Ausgehend von der Mitte der Stirn streichen Sie über die Schläfen bis hin zu den Ohren (quer).
- ✿ Mit beiden Daumen fahren Sie seitlich an der Nase entlang bis hin zur Stirn (aufsteigend).
- ✿ Die Daumen streichen, von der Stirn ausgehend, leicht über die geschlossenen Augenlider des Babys, entlang der Nase zu den Mundwinkeln (absteigend).

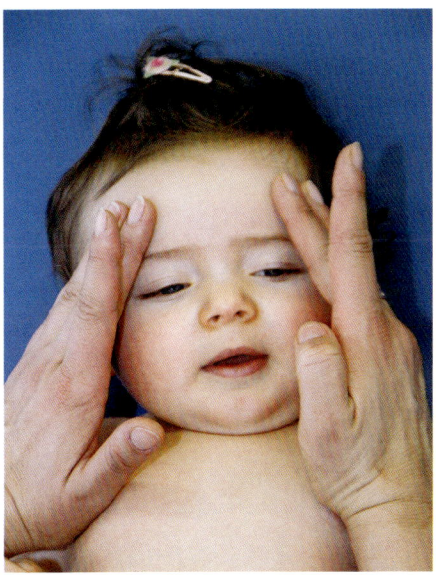

Yogahaltungen

- ✿ Beide Arme des Kindes über der Brust aneinander vorbei verschränken, einen Arm und das gegenüberliegende Bein aneinander vorbeiführen (nicht kreuzen).

Anmerkung

Diese Massageanleitung ist eine Zusammenfassung. Eine ausführlichere, mit Bildern versehene Anleitung finden Sie in Frédérik Leboyers Buch „Sanfte Hände".

Bei der Babymassage kann man in der Regel wenig falsch machen. Wichtig ist, dass der Bauch immer nur im Uhrzeigersinn massiert und auf Symmetrie geachtet wird. Wird der rechte Arm 3 x massiert, bitte auch den linken 3 x massieren. Die Wirbel-

säule wird gar nicht massiert. Sollten Sie unsicher sein, empfehle ich Ihnen ein Buch mit entsprechender Anleitung oder den Besuch eines Babymassagekurses.

Sollte Ihnen die Babymassage auf den ersten Blick zu schwierig erscheinen, bietet die nachfolgende Streichelmassage eine schöne Alternative. Denn es steht nicht die Technik der Massage im Vordergrund, sondern die innige, gefühlsbetonte Bindung zum Baby.

Daher ist das liebevolle Streicheln und Berühren des Babys die beste „Nahrung für seine Seele".

3.2   Die positiven Auswirkungen der Babymassage führen

- ✿ zum Aufbau einer noch engeren emotionalen Bindung zwischen Mutter und Baby.
- ✿ zu einer Intensivierung des Körperkontakts und der Körpersprache.
- ✿ zur Anregung der Atmung, des Kreislaufs, der Durchblutung und des Stoffwechsels.
- ✿ zur Lösung von Verkrampfungen und Verspannungen in der Muskulatur.
- ✿ zu einer positiven Stärkung der Verdauungsorgane.
- ✿ zu Entspannung und ruhigem Schlaf.

Die einzelnen Anwendungsgebiete der Babymassage und ihre Wirkung

Kopf und Gesicht
- ✿ Beruhigung,
- ✿ Abbau von Spannungen und
- ✿ positive Einflussnahme bei Erkältungen.

Schultern und Brust
- ✿ Beruhigung und Entspannung,
- ✿ Anregung der Atmung und
- ✿ Stärkung von Durchblutung und Kreislauf.

Arme und Hände

- Stimulation der Muskulatur,
- Abbau von Verkrampfungen und
- Anregung der Handreflexzonen.

Brust und Bauch

- Anregung der Verdauungsorgane und zum
- Lösen von Blähungen und Krämpfen.

Beine und Füße

- Stimulation der Muskulatur,
- Abbau von Verkrampfungen,
- Linderung von Wachstumsschmerzen und zur
- Anregung der Fußreflexzonen.

Rücken und Po

- Starke Beruhigung,
- Lösen von Verkrampfungen und Spannungen der Muskulatur und zur
- Anregung der Atmung und zum ruhigen Schlaf.

3.3   Streichelmassage

Diese einfühlsame Streichelmassage ist eine Alternative zur Babymassage, die Sie ohne große Einführung zum Wohlbefinden des Babys anwenden können. Die Streichelmassage kann mit den Händen, aber auch mit einer Feder oder einem kleinen Wattebausch durchgeführt werden. Das Baby wird von Kopf bis Fuß berührt und gestreichelt.

Wo ist denn dein Kopf?
Schau ihn dir mal an.
Woll'n mal seh'n,
ob man ihn streicheln kann.
Streicheln, streicheln, wollen wir den Kopf,
streicheln, streicheln, wollen wir ihn zusammen.

Wo ist denn dein Arm?
Schau ihn dir mal an.
Woll'n mal seh'n,
ob man ihn streicheln kann.
Streicheln, streicheln, wollen wir den Arm,
streicheln, streicheln, wollen wir ihn zusammen.

Wo ist denn dein Bauch?
Schau ihn dir mal an.
Woll'n mal seh'n,
ob man ihn streicheln kann.
Streicheln, streicheln, wollen wir den Bauch, streicheln, streicheln, wollen wir ihn zusammen.

Wo ist denn dein Bein?
Schau es dir mal an.
Woll'n mal seh'n,
ob man es streicheln kann.
Streicheln, streicheln, wollen wir das Bein,
streicheln, streicheln, wollen wir es zusammen.

Nun drehen Sie das Baby auf den Bauch.

Wo ist denn dein Rücken?
Schau ihn dir mal an.
Woll'n mal seh'n,
ob man ihn streicheln kann.
Streicheln, streicheln, wollen wir den Rücken, streicheln, streicheln, wollen wir ihn zusammen.

Wo ist denn dein Po?
Schau ihn dir mal an.
Woll'n mal seh'n,
ob man ihn streicheln kann.
Streicheln, streicheln, wollen wir den Po, streicheln, streicheln, wollen wir ihn zusammen.

Text ist überliefert

3.4   Baby-Yoga

Die nachfolgenden Bewegungsübungen können Sie mit dem Baby nach der Babymassage durchführen, aber auch einfach dann anwenden, wenn Sie und das Baby Spaß daran haben. Sie können im dritten Lebensmonat mit dem Baby-Yoga beginnen. Diese Bewegungsform hat Ähnlichkeiten mit dem Hatha-Yoga, sie bringt Körper und Geist in Einklang. Durch die gegengleichen Übungen von Baby-Yoga und Hatha-Yoga werden die Verdauung und der Stoffwechsel angeregt und Verspannungen gelöst.

Anleitung zum Baby-Yoga

Arme
Sie fassen die Hände des Babys und kreuzen seine Arme abwechselnd vor der Brust. Dann strecken Sie die Arme des Babys zur Seite und kreuzen diese anschließend wieder vor der Brust. Sie wiederholen diese Bewegungsfolge 3 x.

Beine
Sie umfassen die Füße des Babys und kreuzen abwechselnd die Beine des Babys vor seinem Bauch. Danach strecken Sie die Beine des Babys wieder. Auch diese Bewegungsfolge wiederholen Sie 3 x.

Arme und Beine
Sie umfassen die rechte Hand und den linken Fuß des Babys. Nun führen Sie diagonal den rechten Arm und das linke Bein aneinander vorbei. Danach arbeiten Sie in gegengleicher Reihenfolge. Sie umfassen die linke Hand und den rechten Fuß des Babys und führen diagonal den linken Arm und das rechte Bein aneinander vorbei. Auch diese Bewegungsfolge führen Sie 3 x aus.

3.5   Baby-Fußmassage

Teil 1

Die Fußmassage beginnt mit dem Harmonisierungsgriff.

Legen Sie Ihre Handinnenflächen längs auf die Fußsohle des Babys und umfassen seine Füße. Entspannen Sie sich und versuchen Sie, Ihre Ruhe auf das Baby zu übertragen.

- Sie nehmen den rechten Fuß des Babys in Ihre rechte Hand und umfassen mit Ihrer linken Hand den Unterschenkel des Babys. Massieren Sie mit Ihrer rechten Hand den Fuß, indem Sie, an der Fußaußenseite beginnend, mit dem Daumen der rechten Hand nach oben bis zur Fußmitte hin entlangstreichen, 3 x.
- Danach streichen Sie mit dem Daumen der rechten Hand, von der Mitte der Fußaußenseite ausgehend, waagerecht bis zur Fußinnenseite hin, 3 x.
- Nun nehmen Sie den linken Fuß des Babys in Ihre rechte Hand und umfassen den linken Unterschenkel mit Ihrer linken Hand und massieren den linken Fuß. Mit dem Daumen Ihrer rechten Hand streichen Sie, von der Fußmitte (Innenseite) ausgehend, waagerecht zur Fußaußenseite hin, 3 x.
- Anschließend folgt das Streichen der Fußaußenseite. Auch hier beginnen Sie in der Mitte der Fußaußenseite und streichen diesmal von oben nach unten, 3 x.
- Führen Sie diesen Teil der Massage bitte dreimal durch.

Teil 2

Sie beginnen die Massage am rechten Fuß:

- An der Fußaußenseite des rechten Fußes bis zur Mitte hochstreichen.
- Von der Fußaußenseite ausgehend, bis hinüber zur Innenseite, mit der Daumenspitze mehrmals leicht in die Fußsohle des Babys drücken (bitte mit kurzem Daumennagel), 3 x.
- Am linken Fuß weiterarbeiten. Drücken Sie mit der Daumenspitze leicht in der Mitte der Fußsohle, von der Fußinnenseite ausgehend, zur Fußaußenseite hin, 3 x.
- Von der Außenseite des Fußes zur Ferse streichen, 3 x.

Nun den gesamten zweiten Teil 3 x durchführen.

Diese Fußreflexmassage schließt, wie sie angefangen hat, mit dem Harmonisierungsgriff.

Legen Sie die Handinnenfläche auf die Fußsohle des Babys, umfassen Sie die Füße und entspannen Sie sich. Versuchen Sie, Ihre Ruhe über Ihre Hände auf das Baby zu übertragen. Genießen Sie so einige Minuten der Ruhe mit dem Baby.

Wichtig: Auch hier ist es – wie bei allen Massagen oder Bewegungsspielen – wichtig, dass Sie auf die Signale des Babys achten. Sollte das Baby unruhig werden oder weinen, die Massage bitte abbrechen.

3.6   Baby-Igelballmassage

Das Baby liegt auf dem Rücken. Mit einem kleinen Igelball massieren Sie vorsichtig Arme, Beine und den Bauch. Den Bauch des Babys massieren Sie im Uhrzeigersinn rund um den Bauchnabel herum. Sie begleiten die Igelballmassage mit einem Lied.

Mein kleiner gelber Kullerball,
ich schick dich auf die Reise.
Begrüß („Name des Babys") überall.
mein kleiner gelber Kullerball.

Besuch in Afrika die Löwen
und auf dem Ozean die Möwen.
Komm zurück von überall
mein kleiner gelber Kullerball.

(Quelle: unbekannt)

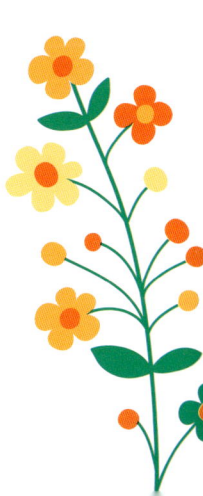

Kapitel 4

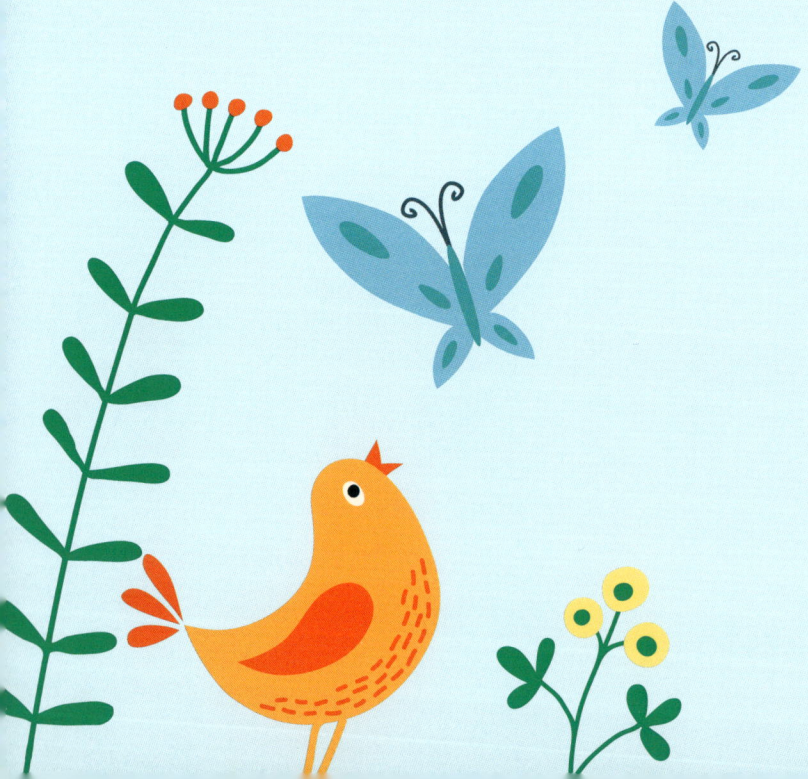

Bewegungsanregungen zweites Halbjahr

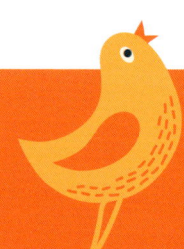

4 Bewegungsanregungen zweites Halbjahr

4.1 Tragen

Auch im zweiten Halbjahr kann das Baby in allen bereits für das erste Halbjahr beschriebenen Trageanregungen getragen werden. Die nachfolgenden Trageanregungen sind sinnvolle Ergänzungen.

Dem Baby bereitet es nach wie vor Freude, von der Mutter getragen zu werden.

Tragen ist immer schön

Sie tragen das Baby in aufrechter Position „sitzend" auf Ihrem Unterarm mit Blick nach vorne. Der Rücken des Babys ist weiterhin an Ihren Oberkörper gelehnt, sodass die Wirbelsäule des Babys nicht belastet wird. Das Baby hat in dieser Position die Möglichkeit, seine Umgebung mit Augen und Händen kennen zu lernen. Dabei kann es sich Gegenständen nähern, die es sonst noch nicht erreichen kann. Alle Dinge, die Sie gemeinsam erkunden, können Sie dem Baby liebevoll erklären.

Hüfttragen

Wenn das Baby sitzen kann, können Sie es seitlich sitzend auf Ihrer Hüfte tragen. Sie geben Ihrem Baby durch Ihren Arm Unterstützung. Tragen Sie Ihr Baby abwechselnd auf der rechten und linken Hüfte. Das Hüfttragen stärkt die Beweglichkeit der Wirbelsäule des Babys.

4.2 Bauchlage

Bevor das Baby krabbeln kann, lassen sich vielfältige Vorstufen beobachten. Anfangs wird das Baby in der Bauchlage sich erst auf seine Unterarme stützen. Später wird es sich dann mit gestreckten Armen und geöffneten Händen aufstützen, wobei mehr und mehr nur der untere Teil des Bauchs die Liegefläche berührt.

Hinweis:

Achten Sie darauf, dass die Hände des Babys immer geöffnet sind.

Alles Schöne kommt von oben

Das Baby liegt in der Bauchlage. Es stützt sich in der Bauchlage sicher im Unterarmstütz oder Langarmstütz ab. Sie halten ein Spielzeug vor dem Baby hoch (später auch seitlich). Es verlagert sein Gleichgewicht und stützt sich nur noch mit einem Arm ab, um mit der anderen Hand den Gegenstand zu ergreifen. Diese Übung dient zur Vorbereitung auf das Krabbeln.

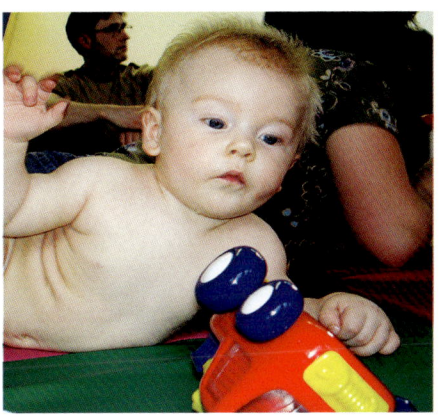

Was liegt denn da oben?

Das Baby liegt auf dem Bauch. Auf einer ca. 10 cm hohen Fläche vor dem Baby legen Sie ein Spielzeug. Das Baby muss sich abstützen und greift mit einer Hand nach oben. Das Baby verlagert das Gewicht auf seinen anderen Unterarm, den Stützarm.

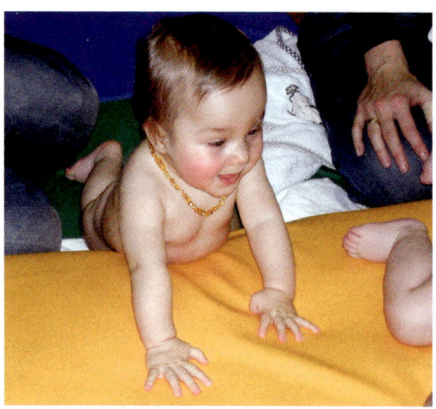

Ab ans Wasser

Blasen Sie die Ringe eines Planschbeckens nicht voll auf. Das Baby liegt mit seinem Oberkörper auf dem Planschbeckenrand. Seine Arme liegen im Planschbecken und sind frei beweglich. Das Baby macht erste Erfahrungen mit dem leeren Planschbecken. Später wird das Planschbecken mit unterschiedlichen Materialien gefüllt.

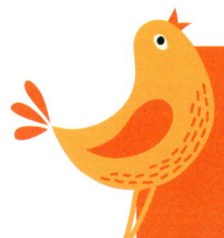

Hinweis:

Legen Sie immer nur wenige Materialien ins Planschbecken, um eine Reizüberflutung zu vermeiden.

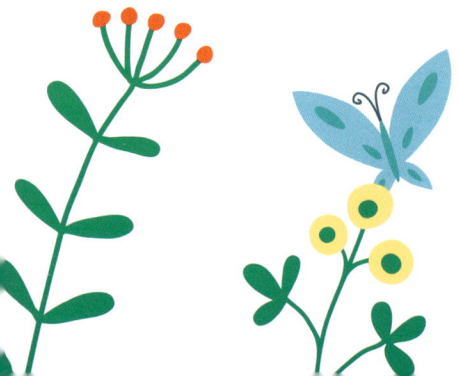

4.3 Drehen

Drehen mit Mamas Finger

Das Baby liegt in der Rückenlage auf der Matte. Dreht sich das Baby in die Seitenlage, reichen Sie ihm Ihren Finger und führen es in die Bauchlage. Beobachten Sie das Baby bei dieser Bewegungsunterstützung genau.

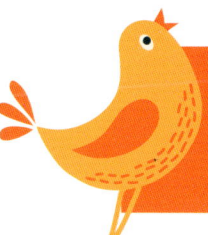

Hinweis:

Helfen Sie dem Baby nur so viel wie nötig.

Jetzt wird sich gedreht

Legen Sie ein Spielzeug auf die Seite, über die sich das Baby drehen soll. Wenn das Baby das Spielzeug sieht, wird es sich über diese Seite auf den Bauch drehen. Dies schaffen die meisten Babys mit ca. sechs Monaten. Motivieren Sie das Baby, sich über beide Seiten auf den Bauch zu drehen. Falls das Baby Unterstützung benötigt, drücken Sie sanft auf die Seite der Hüfte, über die es sich drehen soll.

Drehen vom Bauch auf den Rücken

Das Baby liegt in der Bauchlage. Sie strecken den Arm an der Seite, über die sich das Baby drehen soll, nach oben. Sie reichen der anderen Hand des Babys Ihren Finger und drehen es vorsichtig auf den Rücken. Erproben Sie es zu beiden Seiten.

Drehen auf Mamas Körper

Sie liegen in der Rückenlage auf dem Boden. Das Baby liegt bäuchlings auf Ihrem Bauch. Sie halten es im Schalengriff fest. Sie drehen sich seitlich nach rechts und links. Das Baby wird versuchen, sich den Bewegungen anzupassen, und lernt dadurch, seinen Körper auszubalancieren.

Drehen um die Körperachse

Das Baby liegt in der Bauchlage und Sie legen ein Spielzeug seitlich in Reichweite. Es wird versuchen, durch Strecken der Arme an das Spielzeug zu gelangen. Es stützt sich dabei auf seine geöffneten Hände und versucht, sich abzustoßen. Es hebt seinen Oberkörper vom Boden ab und hält sein Gewicht mit seinem Bauch und seinen Händen. Es dreht sich so um seine Körperachse.

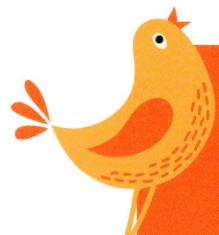

Hinweis:

Legen Sie das Spielzeug nur so weit weg, dass das Baby es auch erreichen kann.

4.4   Krabbeln und Klettern

Der Weg zum Krabbeln

Bis das Baby koordiniert krabbeln kann, übt es viele Bewegungsabläufe ein. Das Baby muss das Gewicht seines Oberkörpers mit den gestreckten Armen abstützen, seine Beine mit den Knien unter seinen Bauch ziehen und sich dann mit den Beinen abstoßen. Mit ungefähr acht Monaten übt das Baby den Vierfüßlerstand ein. Dabei stützt sich das Baby auf seine Knie und seine gestreckten Arme. Durch seine Gewichtsverlagerungen schaukelt es oft nach vorn und hinten. Diese sogenannte *Krabbelphase* spielt eine entscheidende Rolle in der Entwicklung des Babys. Es lernt und übt Überkreuzbewegungen, die wichtig sind für seine weitere Entwicklung. Das Baby kreuzt seine Körpermitte und das Gehirn erfasst die Diagonale.

Die nachfolgenden Bewegungsanregungen helfen dem Baby, sich auf das Krabbeln und Klettern vorzubereiten.

Erstes Vorwärtskommen mit Hilfe

Das Baby liegt auf dem Boden in der Bauchlage. Wenn es sich mit den Händen so abstößt, dass es sich rückwärts bewegt, können Sie den Füßen abwechselnd mit Ihrer flachen Hand Halt geben. Das Baby winkelt dann seine Beine abwechselnd an und stößt sich nach vorne ab. Diese Bewegungsanregung stärkt die Beinmuskulatur des Babys.

Auf die Hilfe kommt es an

Das Baby liegt in der Bauchlage. Sie legen die Hände im Schalengriff um den Brustkorb des Babys und heben es leicht an. Dadurch bekommt es mit seinen Händen
und Knien Bodenkontakt und es gelangt durch diese Unterstützung in den Vierfüßlerstand.

Krabbeln mit Tuch

Das Baby liegt in der Bauchlage. Sie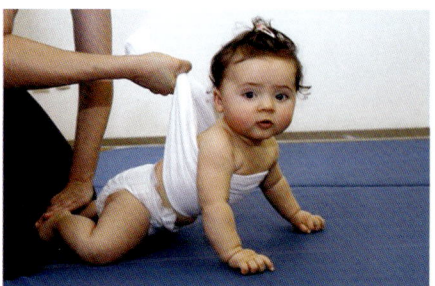
können auch ein Tuch in der Größe ei-
ner Stoffwindel zur Unterstützung einsetzen, welches Sie auf einer Breite von
15 cm falten. Sie legen das gefaltete
Tuch unter den Brustkorb des Babys und
heben das Tuch an den Enden leicht an.
Auch hier sollten Sie darauf achten, dass
das Baby mit den Händen und Knien
Bodenkontakt behält und den Vierfüßlerstand erreicht.

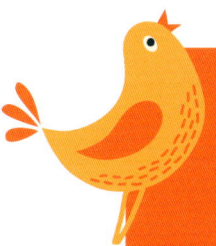

Hinweis:

Wenn das Baby „schwimmt", sollte diese Übung nicht angeboten
werden!

Beim „Schwimmen" gelangt das Baby nicht in den Vierfüßlerstand,
sondern seine Beine und Arme sind vom Boden abgehoben.

Krabbeln über Mama

Sie bilden mit Ihren Beinen ein Hindernis für das Baby. Sie variieren das Hindernis
in der Höhe, indem Sie Ihre Beine unterschiedlich vom Boden abheben. Das Baby
versucht, über Ihre Beine zu krabbeln. Bei dieser Bewegungsanregung passen Sie
sich dem Entwicklungsstand des Babys an.

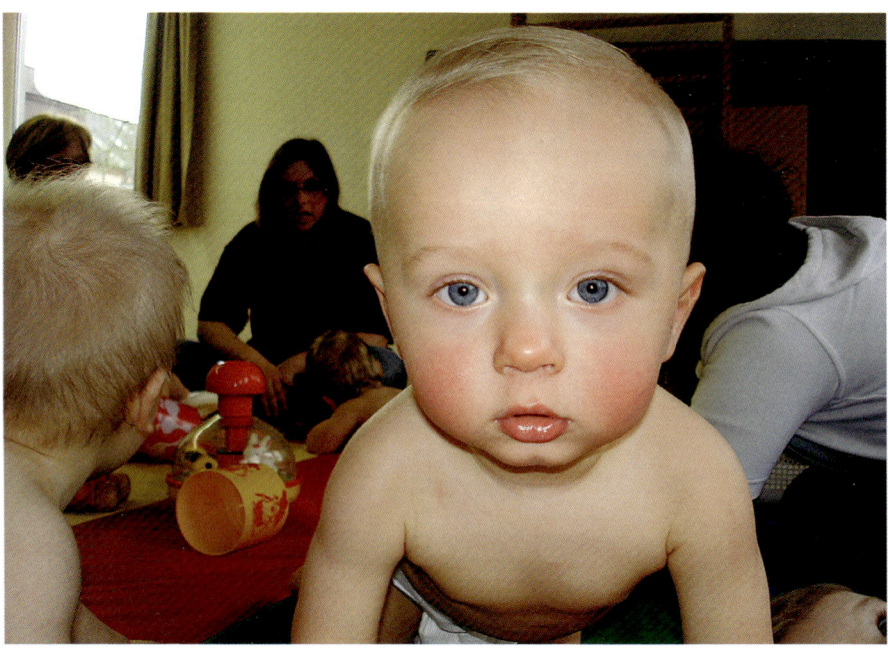

Was ist denn da im Weg?

Sie stellen Stühle, Kartons oder einen Kriechtunnel oder eine Mattenschaukel im Raum auf. Das Baby lernt beim Durch- und Hinüberkrabbeln, seine Bewegungen den Hindernissen anzupassen, genau hinzuschauen und seinen Kopf vor einem Anstoßen zu schützen. Es macht Erfahrungen mit Höhe und Tiefe sowie mit innen und außen.

Das macht gemeinsam Spaß

Diese Bewegungsanregung eignet sich vor allem als Gruppenübung. Mehrere kniende Personen halten ein großes Tuch an allen Ecken ca. 50-100 cm über dem Boden fest. Sie locken die Babys durch aufmunternde Worte, unter dem Tuch durchzukrabbeln. So lernen Babys, Entfernungen einzuschätzen und mutig zur anderen Seite des Tuchs zu krabbeln. Es bereitet aber auch einfach nur Spaß, unter dem Tuch zu liegen oder zu sitzen.

Klettern auf eine Treppenleiter, Sprossenwand oder Matratze und wieder herunter

Eine Stufe aus Matratzen oder Matten bietet dem Baby die Möglichkeit, eine Stufe zu erklettern. Es stützt sich mit den Händen auf der Stufe ab. Es hebt ein Bein, um sein Knie auf die Stufe zu setzen. Anschließend verlagert es das Gewicht, um das andere Bein nachziehen zu können. Beim anschließenden Hinunterkrabbeln zeigen Sie dem Kind, dass es zuerst mit seinen Füßen den Boden berühren soll. Durch ein leichtes Führen und mit sprachlicher Begleitung geben Sie die Richtung der Bewegung vor, sodass es langsam mit den Füßen den Boden erreicht. Das Baby wird schnell begreifen, rückwärts zu krabbeln.

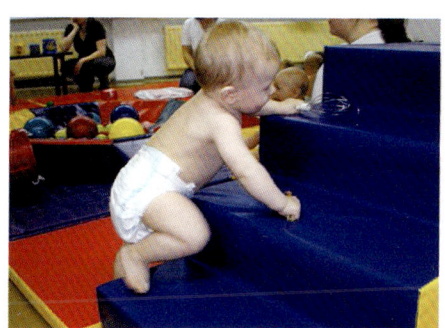

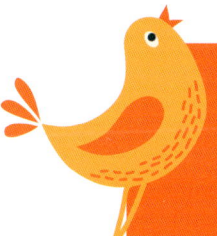

Hinweis

Das Baby sollte unbedingt lernen, rückwärts hinunterzukrabbeln, um Stürzen vorzubeugen.

Abstützen und Hochkrabbeln auf eine Matratze

Spielen auf einer Matratze

Wenn dem Baby das Hochkrabbeln auf eine erhöhte Ebene, hier auf eine Matratze, gut gelingt, spielt es gerne auf dieser Erhöhung. Es ist ein ständiger Wechsel zwischen Hinaufklettern auf der einen und Hinunterklettern auf der anderen Seite. Auch macht das Sitzen auf der Matratze Spaß und das Spielen erfüllt das Baby mit Stolz.

Krabbeln über unterschiedliche Materialien

Wenn das Baby krabbeln kann, bieten Sie dem Baby unterschiedliche Materialien zum Krabbeln an. Es macht dabei Erfahrungen für den Hautsinn. Lassen Sie es auf unterschiedlichen Oberflächen krabbeln, z. B. Sisalmatte, Luftmatratze, Decke, Gummi, Pappe.

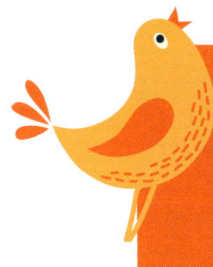

Hinweis

Wichtige Sinneserfahrungen können die Babys auch in der Natur sammeln, wie z. B. beim Krabbeln über eine Wiese oder durch den Sand. Diese unterschiedlichen Oberflächen bewirken beim Baby darüber hinaus differenzierte Bewegungsformen.

Krabbelfangen

Wenn das Baby krabbeln kann, bereitet es ihm viel Freude, hinter einer gleichfalls krabbelnden Person hinterherzukommen. Das Baby wird dazu angeregt, eine kleine Distanz zu überwinden. Gleich große Freude bereitet es dem Baby, wenn die Mutter versucht, es zu fangen. Beim Fangenspiel legt das Baby gerne eine Pause ein und nimmt Augenkontakt mit der Mutter auf. Genaues Bewegungsnachahmen und Beobachten der Mutter bereiten dem Baby viel Spaß.

Krabbeln hinter einem Gegenstand

Einem Ball hinterherzukrabbeln, ist anstrengend für das Baby, aber durch den hohen Aufforderungscharakter des Balls bereitet es ihm viel Spaß. Das Baby ist unermüdlich.

Steil hinauf auf schräger Ebene

Gestalten Sie eine schräge Ebene, indem Sie ein Holzbrett oder ein breites Bügelbrett auf eine Matratze legen. Das Baby lernt beim Krabbeln über eine schräge Ebene, sein Gleichgewicht so zu verlagern, dass es die Schräge in beide Richtungen überwinden kann. Später kann das Brett immer steiler gelegt werden. Das Baby lernt immer mehr, sein Gleichgewicht zu verlagern.

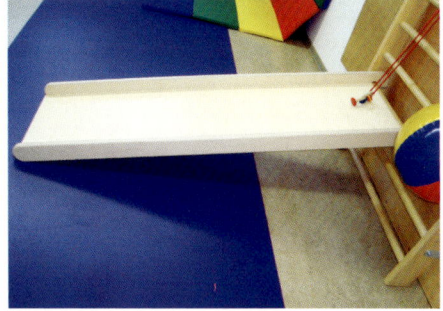

Hinein- und Hinausklettern aus dem Planschbecken

Für diese Bewegungsanregung blasen Sie bitte alle Ringe des Planschbeckens voll auf. Wenn das Baby sicher krabbelt, macht es keine Mühe, in das Planschbecken

zu krabbeln. Es stützt sich erst mit dem einen, dann mit dem anderen Arm im Planschbecken auf und holt anschließend nacheinander die Beine ins Planschbecken. Sie können auch hier einige Spielmaterialien in das Planschbecken legen, um dem Baby einen höheren Anreiz zu bieten.

4.5   Stehen und Laufen

Hochziehen an der Mama

Das Baby zieht sich an Ihrem Körper hoch. Dabei passen Sie sich den Bewegungen des Babys an. Es versucht, sich in den Kniestand hochzuziehen und sich dann aufzurichten.

Hinweis

So wenig Hilfe wie möglich, so viel Unterstützung wie nötig.

Stehen an einem Pezzi®ball

Wenn sich das Baby gut an der Mutter oder an einem Stuhl hochziehen kann, erprobt es dies auch an verschiedenen anderen Gegenständen, wie z. B. an einem Pezzi®ball. Sie halten den Pezzi®ball mit Ihren Händen fest, sodass er sich nur leicht bewegt. Das Baby versucht, sich an ihm aufzurichten und in den Stand zu gelangen. Dabei muss es sein Gleichgewicht ausbalancieren. Dies ist eine anspruchsvolle Bewegungsanregung für den Gleichgewichtssinn.

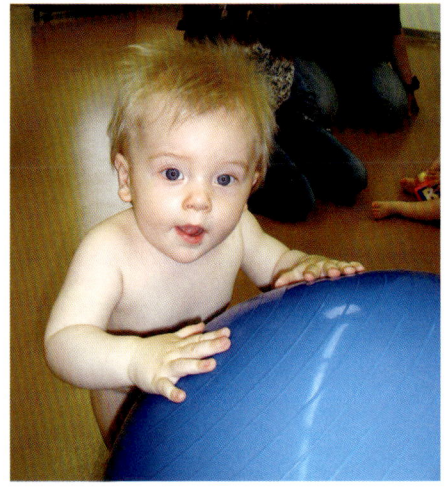

Stehen an einer Wand

Das Baby krabbelt zu einer Wand und versucht, sich aufzurichten. Dies ist erst einmal sehr schwierig, da sich das Baby nirgendwo festhalten kann. Das Baby krabbelt ganz nah an die glatte Wand heran und stützt sich an der Wand mit seinen Händen ab. Es richtet sich über den Kniestand auf und versucht, so zu stehen.

Ordnung muss sein

Das Baby steht an einem Stuhl und hält sich selbstständig fest. Sie ermuntern das Baby, ein Spielzeug zu greifen, welches neben dem Stuhl am Boden liegt.

Spielen im Stand an einem kleinen Tisch

Das Baby stellt sich an einen kleinen Tisch (das kann auch eine Kiste oder ein Kinderstuhl sein) auf die Beine, indem es sich leicht nach vorn beugt und mit den Händen auf dem Tisch abstützt. Legen Sie ein Spielzeug auf den Tisch. Das Baby wird versuchen, durch Gleichgewichtsverlagerung an das Spielzeug zu gelangen.

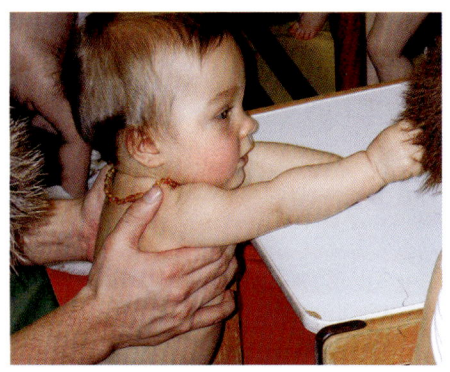

Unterstützung des selbstständigen Stehens

Sie reichen dem Baby, das z. B. an einem kleinen Stuhl steht, ein Spielzeug. Das Kind greift mit der Hand nach dem Spielzeug und hält sich nur noch mit einer Hand fest. Später greift es auch mit der zweiten Hand und hält sein Gleichgewicht, indem es sich mit dem Körper z. B. an die Mutter lehnt. Danach lernt es, für einige Augenblicke frei zu stehen.

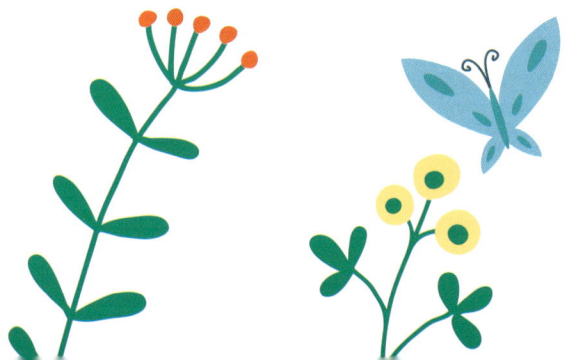

Hilfe geboten

Der freie Stand wird von dem Baby ausgiebig geübt. Es setzt seine volle Konzentration auf das Ausbalancieren des Gleichgewichts ein. Sie reichen dem Baby Ihre Hände für den Stand. Das Baby richtet sich durch Festhalten der Hände auf. Anschließend halten Sie beide Hände des Babys mit einer Hand. Sie reichen ihm dann einen Kochlöffel oder ähnlichen Gegenstand als Hilfsmittel. Das Baby lässt eine Hand los und ergreift den Kochlöffel. Wenn es sich ganz sicher fühlt, lässt es die andere Hand auch los und greift mit beiden Händen den Kochlöffel. Nun kann es für einige Sekunden frei stehen.

Hinweis

Warten Sie, bis das Baby sich selbstständig hinstellt; ziehen Sie es nicht an den Händen in den Stand.

Ab nach unten

Wenn sich ein Baby an einem Gegenstand hochgezogen hat, z. B. an einem Stuhl, ist es am Anfang für einige Babys schwierig, wieder auf den Boden zu gelangen. Denn sie drücken in dieser Position ihre Beine stark durch. Sie können dem Baby Unterstützung bieten, indem Sie mit Ihrem Finger die Kniekehle des Babys leicht nach vorne drücken. Das Baby spürt eine Entspannung in seinen Knien, beugt die Knie und kniet sich dann hin.

Jetzt geht's los

Wenn das Baby krabbelt und die Möglichkeiten besteht, sich festzuhalten, stellt es sich auf. Zuerst steht es ohne sichtbare Bewegung und festigt damit seine Haltung. Danach beginnt es, das Körpergewicht von einem auf den anderen Fuß zu verlagern. Dabei gelingen dem Baby die ersten Schritte. Später macht es dann zielgerichtete Seitschritte, z. B. an Möbeln entlang. Es hält sich dabei zunehmend weniger fest und macht auch Schritte nach vorn. Manchmal nimmt es niedrige Gegenstände und schiebt sie vorwärts. Danach erst macht das Baby die ersten selbstständigen Schritte. Nach einigen Wochen wird das Laufen sicherer. Das Baby geht weniger breitbeinig und benötigt zum Halten des Gleichgewichts nicht mehr die seitwärts erhobenen Arme.

Beim Treppensteigen nutzt das Baby zunächst die Sicherheit, die das Krabbeln bietet. Beim aufrechten Gehen hält es sich mit beiden Händen und später mit einer Hand am Geländer fest. Das Baby steigt die Treppe noch nicht im Wechselschritt, sondern es geht mit einem Fuß voraus und zieht den anderen nach. Jede Fähigkeit im Treppensteigen erscheint zuerst beim Aufwärts- und erst später beim Abwärtsgehen.

Laufen in Mamas Arme

Sie unterstützen das Baby beim selbstständigen Gehen, indem Sie sich in Augenhöhe des Babys hocken und es auffordern, in Ihre Arme zu laufen. Der Abstand wird mit der Zeit größer. Sie begleiten es mit den bekannten Worten aus Ihrer Kindheit: „Komm in meine Arme."

Laufen mit allen Sinnen

Wenn das Baby sicher läuft, bieten Sie ihm auch Sinnesanregungen für die Füße an, indem Sie es motivieren, über unterschiedliche Materialien zu gehen, z. B. auf Kunstrasen- oder Gummimatten, auf Holzbrettern, auf Teppichfliesen usw. Sie können so unterschiedlich lange Laufwege gestalten. Probieren Sie es auch selbst mal aus und bieten Sie Ihren Füßen diese Sinnesanregung.

Hinweis

Gemeinsames Ausprobieren motiviert das Baby am meisten.

Laufen an einer Kiste oder an einem Lauflernwagen

Das Baby richtet sich an einer Kiste oder einem Lauflernwagen auf. Nun versucht es, die Kiste vor sich herzuschieben und mit ihr zu laufen. Es kann sich an der Kiste abstützen und erhält Sicherheit.

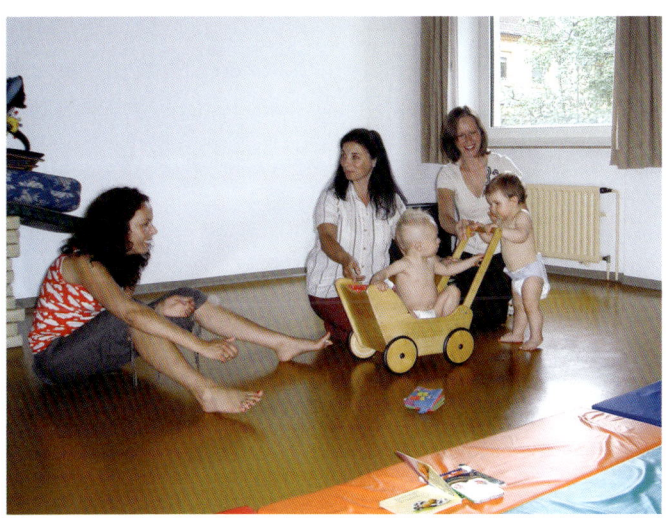

Hinweis

Achten Sie darauf, dass sich die Kiste nicht zu schnell über den Boden schieben lässt. Vorsicht, Rutschgefahr!

Über Stock und Stein

Sie helfen dem Baby beim Übersteigen verschiedener Hindernisse. Sie halten einen Besenstiel in unterschiedlicher Höhe. Sie regen das Baby an, über den Besenstiel zu steigen. Hilfestellung bieten Sie dem Baby durch Handkontakt. Beherrscht das Baby das Übersteigen sicher, gelingt es auch ohne Hilfestellung.

Erste „Fußball"-Spiele

Sie zeigen dem Kind, wie man gegen einen Ball tritt. Das Baby geht dem Ball nach, unterbricht seinen Schrittrhythmus, hält in der Bewegung inne, macht vor dem Ball einen größeren Schritt und stößt ihn fort. Dies ist ein sehr komplexer Bewegungsablauf. Das Baby lernt dabei, den Rhythmus und die Länge des Schritts zu verändern und das Gleichgewicht besser zu halten.

Blick nach hinten

Wenn das Baby eigenständig laufen kann, zieht es gerne Gegenstände hinter sich her. Es lernt, seinen Körperschwerpunkt beim Rückwärtsschauen zu verändern. Ebenso lernt es, sich trotz Rückwärtsschauen im Raum zu orientieren.

Gar nicht so leicht

Beim Vorwärtsgehen größere Gegenstände zu tragen, ist eine sehr komplexe Angelegenheit für das Baby. Es lernt dabei, seinen Körperschwerpunkt und sein Gleichgewicht auf die Tragesituation einzustellen.

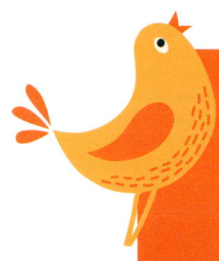

Hinweis:

Laufen Sie nicht mit dem Baby an hochgestreckten Armen, es lernt so nicht, sein Gleichgewicht beim Laufen mit den Armen auszubalancieren.

4.6   Greifen, Tasten und Hantieren

Das Greifen, Ertasten und Hantieren mit Gegenständen von unterschiedlicher Größe, Form, Material und Farbe ist wichtig für die Entwicklung des Babys. Spiele zum Ein- und Ausräumen, Spiegelspiele, Steckspiele und Nachziehspiele sind ideale Übungen für die Feinmotorik im ersten Lebensjahr.

Begreifen und Hantieren mit Alltagsmaterialien

Das Baby hat großes Interesse, nicht nur mit Spielzeug zu hantieren, sondern mit Gegenständen des täglichen Lebens, so wie Sie es auch tun. Hier eignen sich alle Alltagsmaterialien und -gegenstände, die nicht gefährlich für das Baby sein können. Geben Sie dem Baby die Möglichkeit, z. B. mit Dosen, Töpfen, Deckeln oder leeren Plastikflaschen zu spielen. So lernt das Baby, dass alle Dinge unterschiedlich behandelt werden müssen. Es probiert gern alles aus und macht seine eigenen Erfahrungen. Es stellt fest, das man mit einer Dose und einem Löffel richtig laute Geräusche produzieren kann.

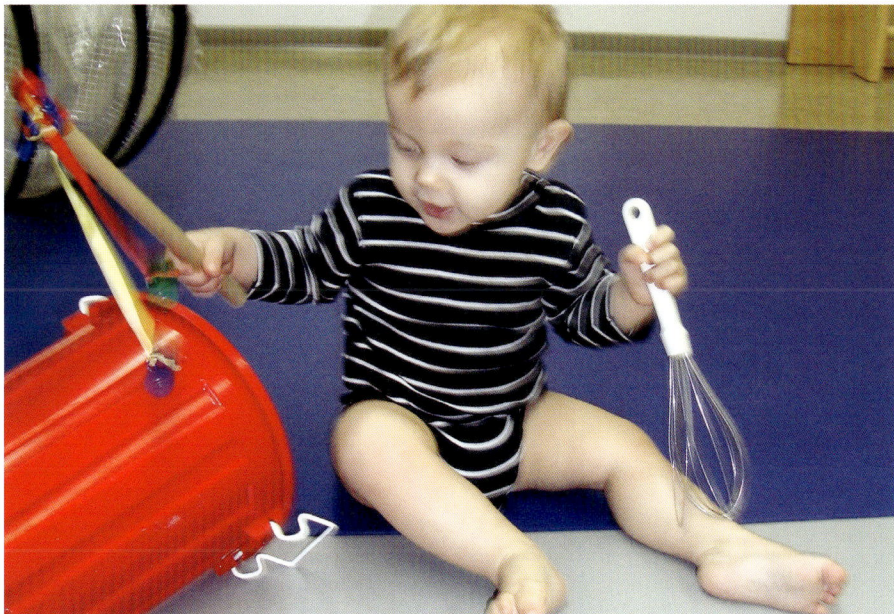

Hinweis:

Es ist wichtig, dass das Baby frei mit Alltagsmaterialien hantieren darf. Lassen Sie das Baby beobachten und nachahmen.

Zwei Bauklötze aufeinanderstellen

Für das Baby ist das Aufeinanderstellen von zwei Bauklötzen eine komplizierte Handlung. Das Baby lernt, einen Bauklotz genau zu einem bestimmten Ziel zu führen (zu dem anderen Bauklotz) und die Hand, die den Gegenstand hält, so zu drehen, dass er auf den anderen Gegenstand passt.

Gegenstände loslassen

Mit 10 Monaten lernt das Baby, einen Gegenstand loszulassen. Es kann nun auch einen Ball werfen. Die ersten Ballspiele können beginnen.

Erstes Malen

Das erste Hantieren mit einem Stift kann in diesem Alter recht unterschiedlich sein. Geben Sie dem Baby ein Stück Tapete oder Packpapier und einen Buntstift und lassen Sie es ausprobieren. Lassen Sie sich überraschen.

Hinweis

Lassen Sie das Baby nicht ohne Aufsicht malen. Es muss erst lernen, wo es malen darf und wo nicht.

Chiffontuch aus einem Behälter ziehen

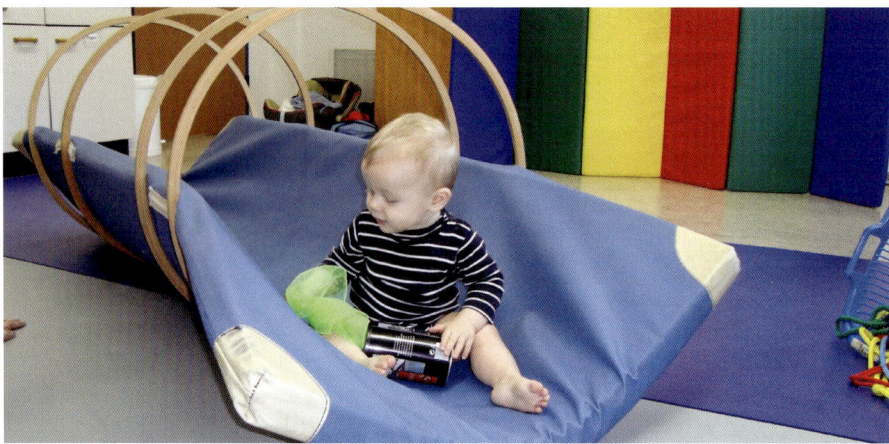

Tücher aus einem Behälter, einer Dose oder einem Schuhkarton ziehen, ist ein interessantes Spiel für die Feinmotorik des Babys. Es zieht aus der Öffnung der Schachtel oder des Bechers ein hineingestecktes Tuch heraus. Es zieht so lange daran, bis es das Tuch vollständig herausgezogen hat.

Papier zerreißen

Sie bieten dem Baby eine Illustrierte an. Die Illustrierte dient zuerst als Bilderbuch. Sie wird behutsam umgeblättert und irgendwann auch zerrissen und zerknüllt.

Becher mit Wasser füllen

Dem in einem Planschbecken sitzenden Baby geben Sie verschiedene Becher. Das Baby füllt einen Becher mit Wasser und schüttet ihn wieder aus. Babys lieben Wasserspiele.

Achtung, aufgepasst!

Das Baby lernt, mit verschiedenen Gegenständen unterschiedlich umzugehen. Der Ball wird geworfen, ein Glas stellt man jedoch vorsichtig hin. Babys lieben es, mit Gegenständen zu spielen, die Erwachsene benutzen.

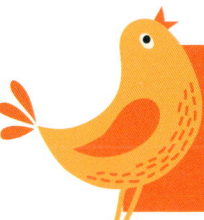

Hinweis

Das Baby behandelt Gegenstände gerne so, wie es Erwachsene tun.

Kleine Dinge greifen

Legen Sie auf Ihre glatte Handfläche einige kleine Rosinen. Das Baby ergreift mit seinen Fingern im Pinzetten- oder Zangengriff die Rosinen. Falls das Baby die Rosinen in den Mund stecken will, erklären Sie ihm, dass Sie das nicht möchten und dass es die Rosine in die bereitgestellte Dose legen soll. Dieses Spiel eignet sich für Babys erst ab dem 10. Monat, wenn es Gegenstände nicht mehr nur über den Mund wahrnimmt.

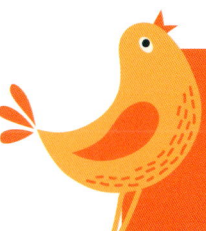

Hinweis

Beim Spiel mit kleinen Gegenständen muss das Baby immer genau beobachtet werden.

Ob das passt?

Babys stecken gerne Gegenstände in Öffnungen. Diese Bewegungsanregungen werden erlernt vom Leichten zum Schweren. Bieten Sie dem Baby erst nur einen Becher und eine Wäscheklammer an. Das Baby versucht, die Wäscheklammer in den Becher zu stecken. Wird dieses Einsteckspiel beherrscht, folgt das schwierigere Spiel mit der Plastikflasche. Weitere Anregungen für Steckspiele finden Sie in Kap. 9 „Spielzeugbörse".

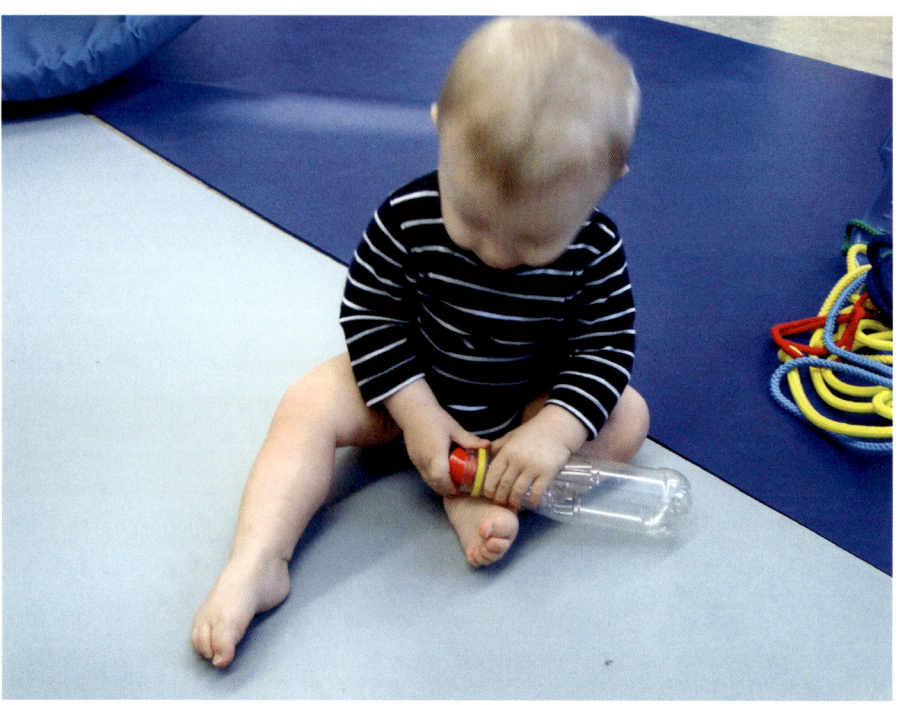

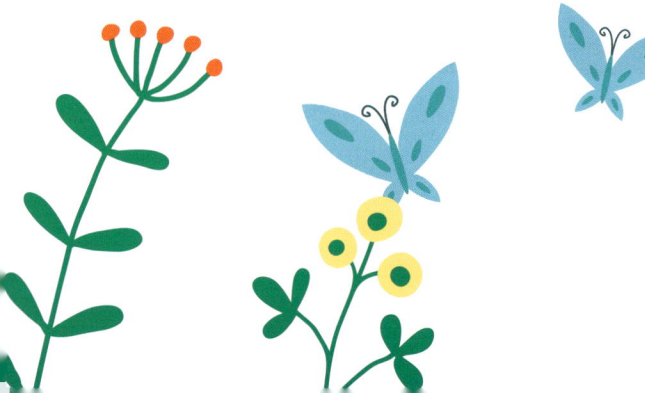

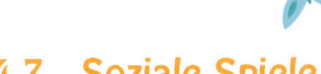
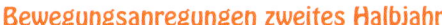

4.7 Soziale Spiele

Babys lernen im zweiten Halbjahr, sich auszudrücken, um etwas zu erreichen. Sie verstehen schon viele Worte, können sie selbst aber noch nicht aussprechen. Die nachfolgenden Spiele stärken die sprachliche und soziale Entwicklung der Babys.

Was ist das?

Um verschiedene Gegenstände kennen zu lernen, benennen Sie die Gegenstände, z. B. „Hier ist der Ball. Ich lege ihn in die Spielkiste." Wenn Sie Tätigkeiten ausführen, benennen Sie diese und regen Sie das Baby zum gemeinsamen Tun an.

Hör mal

Sprechen Sie das Baby aus unterschiedlicher Entfernung und verschiedenen Richtungen an. Das Baby lernt, auf feine klangliche Nuancen zu reagieren.

Gemeinsam ein Bilderbuch betrachten

Betrachten Sie mit dem Baby ein Bilderbuch. Benennen Sie die Gegenstände und erzählen Sie ihm zu jedem Bild etwas. Jede Seite sollte immer nur einen Gegenstand zeigen. Die Seiten sollten klare Farben und Dinge, die das Baby kennt, zeigen.

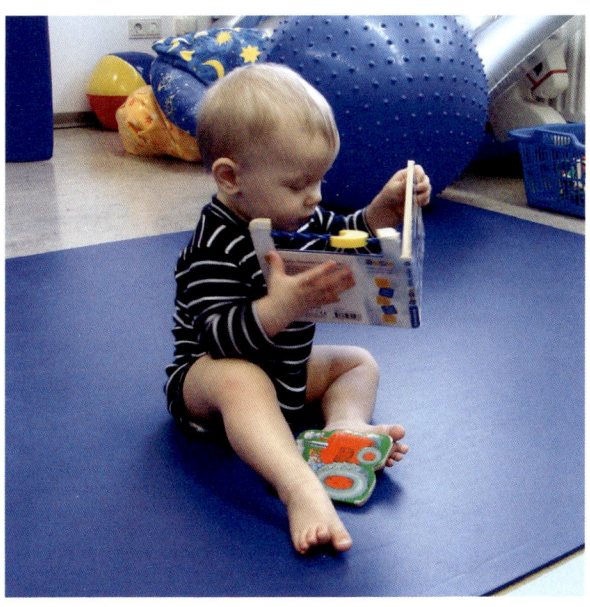

Versteckspiel „Kuckuck"

Verstecken Sie einen Ball unter einem Chiffontuch. Fragen Sie das Baby: „ Wo ist denn der Ball?" Sie nehmen das Tuch zur Seite und sagen: „Da ist der Ball." Nun können auch Sie Ihren Kopf unter dem Chiffontuch verstecken. Das Baby wird Ihnen mit Begeisterung das Tuch vom Gesicht herunterziehen. Sie begleiten es sprachlich mit: „Kuckuck, da bin ich wieder." Probieren Sie aus, ob sich das Baby auch verstecken mag.

Gemeinsames Klatschen

Das Baby ahmt gerne alles nach, was andere Menschen tun. Klatschen Sie in die Hände und das Baby wird versuchen, es Ihnen nachzutun. Das Klatschen mit Gesang bereitet dem Baby viel Freude und fördert die Sprachentwicklung.

(Zahlreiche Lieder und Finger- und Bewegungsspiele finden Sie in Kap. 7.)

Bitte – danke

Das Baby hat gelernt, Gegenstände anzunehmen und loszulassen. Dieses Spiel begleiten Sie sprachlich mit „bitte" und „danke". Das Zurückgeben von Gegenständen ist eine komplexe Leistung für das Baby. Babys möchten dieses Spiel oft wiederholen.

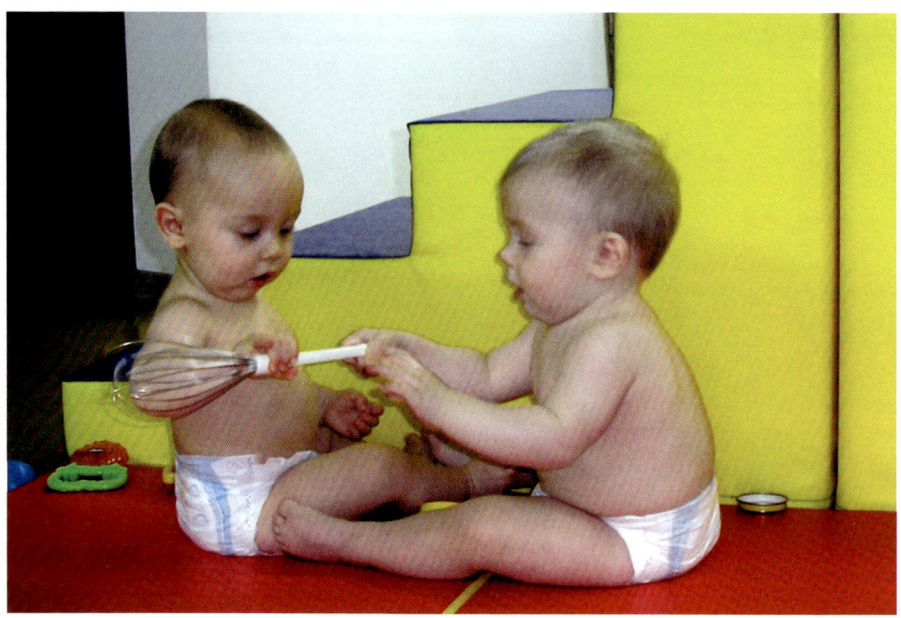

Spiele zum Fühlen und Staunen

Beobachtungsspiele an einem Wandspiegel

Legen Sie Ihr Baby in der Bauchlage vor einen Spiegel. Nehmen Sie sich Zeit, das Baby in dieser Position zu beobachten. Gegen Ende des siebten Monats wird sich das Baby kritisch im Spiegel betrachten und den Spiegel vorsichtig betasten. Ende des achten Monats sieht das Baby sein Spiegelbild gerne an und betastet es nun auch mit dem Mund. Um den 11. Monat herum lacht das Baby sein eigenes Spiegelbild an.

Hinweis

Babys erkennen sich selbst erst mit ca. 15 Monaten im Spiegel. Sie können dies mit dem sogenannten *Rougetest* ausprobieren. Geben Sie einen Klecks Creme auf die Wange des Babys. Wenn sich das Baby beim Hineinschauen in den Spiegel erkennt, wird es die Creme abwischen.

Spiele mit Spiegelfolie

Legen Sie das Baby in der Bauchlage vor eine Spiegelfolie, sodass es mit seinen Händen die Folie ertasten und sein Spiegelbild anschauen kann. Auch hier wird sich das Baby ähnlich verhalten, wie vor einem echten Spiegel. Es wird staunen.

Fühlen von unterschiedlichen Materialien auf der Spiegelfolie

Einige Tropfen Wasser oder ein kleiner Klecks Creme ermöglichen dem Baby unterschiedliche taktile Reize.

Mein Tipp

Um Allergieproblemen vorzubeugen, verwenden Sie die Creme, mit der Sie Ihr Baby eincremen.

Kapitel 5

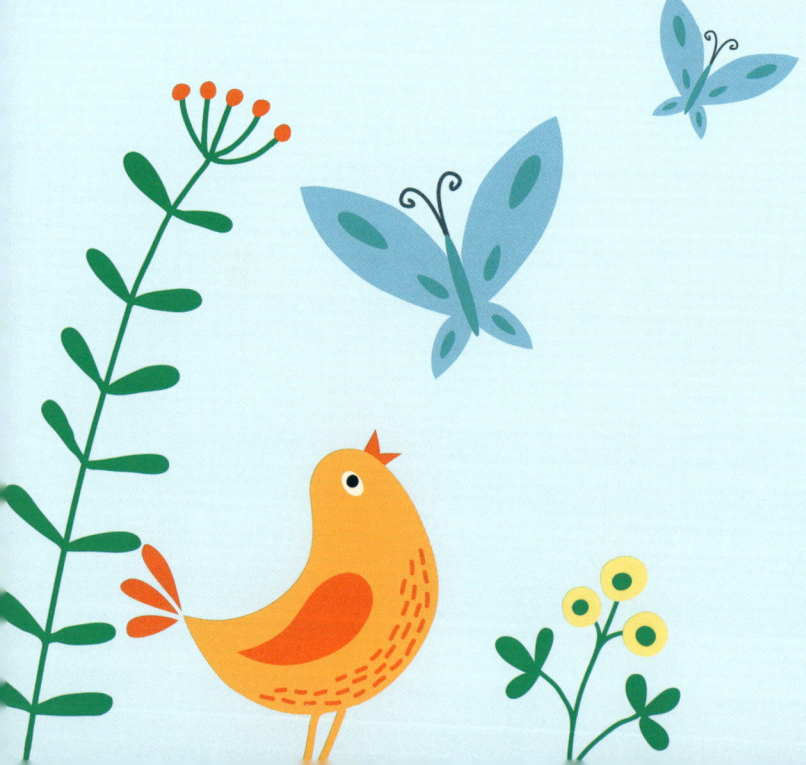

Bewegungen für Mutter und Kind

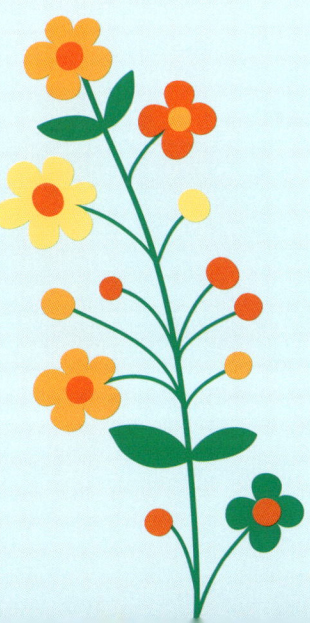

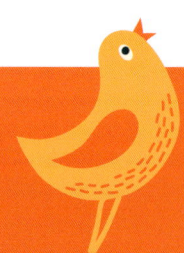

5 Bewegungen für Mutter und Baby

5.1 Bewegungsanregungen für Mutter und Baby

Diese Übungen für Mutter und Baby können natürlich auch von den Vätern oder anderen Personen mit dem Baby durchgeführt werden. Durch das gemeinsame „Training" intensiviert sich der Mutter-Baby-Kontakt. Für Mutter und Baby ist die eigene Wahrnehmung des Körpers ein wichtiger Meilenstein für die Körperkompetenz. Mit den nachfolgenden Übungen erfahren Mutter und Baby, dass Bewegung gemeinsam noch mehr Freude bereitet. Dabei gibt das Baby den Ton an. Es bestimmt den Zeitpunkt und die Länge des gemeinsamen „Trainings"; das Baby als Trainer. Auch hier ist die genaue Beobachtung des Babys sehr wichtig, um adäquat auf seine Bedürfnisse eingehen zu können. Bei Müdigkeit oder Unwohlsein des Babys sollte das „Training" auf einen anderen Zeitpunkt verschoben werden.

Mein Tipp

Eine halbe Stunde Bewegung mit dem Baby als „Trainer" hält Sie fit und beweglich für den Tag.

Bereiten Sie für sich und das Baby einen gemütlichen „Trainingsplatz" vor. Es eignen sich eine Decke oder Isomatte als Unterlage und zur Kopfunterstützung ein Kissen oder eine Nackenrolle.

Achten Sie darauf, dass Sie bei den Übungen Ihren Beckenboden anspannen und das Atmen nicht vergessen.

Bei allen Übungen geht es um Körperwahrnehmung und Regeneration der inneren Organe und der Muskeln. Sollten Schmerzen oder Unbehagen bei den Übungen auftreten, beenden Sie das Training.

Die Übungen sind geeignet für Babys ab dem dritten Monat.

Viel Spaß!

Umgekehrter Sitz

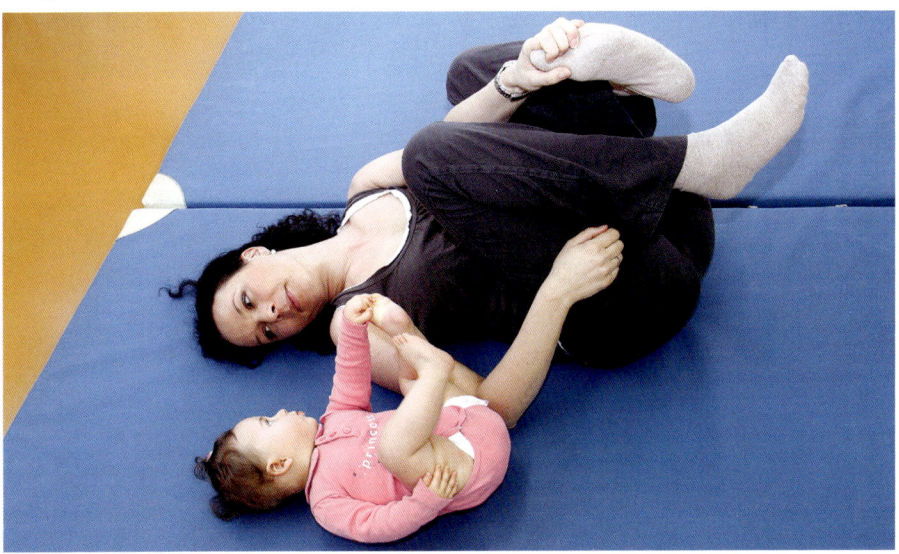

Sie und Ihr Baby liegen in der Rückenlage nebeneinander. Je nach Alter des Babys nimmt es in der Rückenlage unterschiedliche Beinpositionen ein. Die Beine des Babys werden immer mehr gebeugt und von der Matte abgehoben, bis das Baby in der Rückenlage die umgekehrte Sitzposition einnimmt und schließlich in der Lage ist, seine Füße in den Mund zu nehmen. Sie versuchen, die Bewegungen des Babys nachzuahmen.

Radfahren

Auch bei diesen Bewegungen gibt das Baby das Tempo an. In der Rückenlage strampelt das Baby kräftig mit den Beinen. Auch Sie strampeln mit den Beinen wie beim Radfahren.

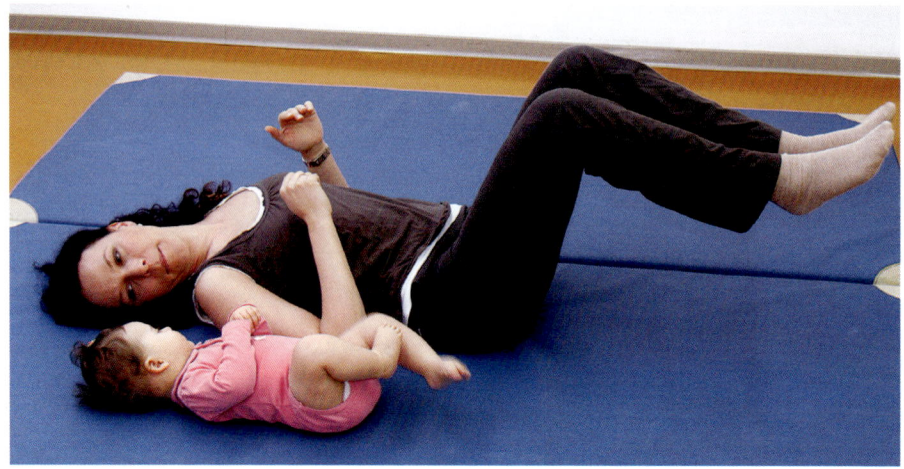

Ballspiel

Sie liegen mit dem Baby auf der Matte; beide halten auf oder vor dem Bauch zwischen Händen und Füßen jeweils einen Wasserball. Der Wasserball sollte ca. 30 cm groß sein, sodass Sie ihn auch für viele andere Spiele mit dem Baby einsetzen können. Das Baby greift den Ball mit Händen und Füßen und trainiert auch hier wieder das Sitzen. Sie versuchen, die Bewegungsmuster des Babys nachzuahmen.

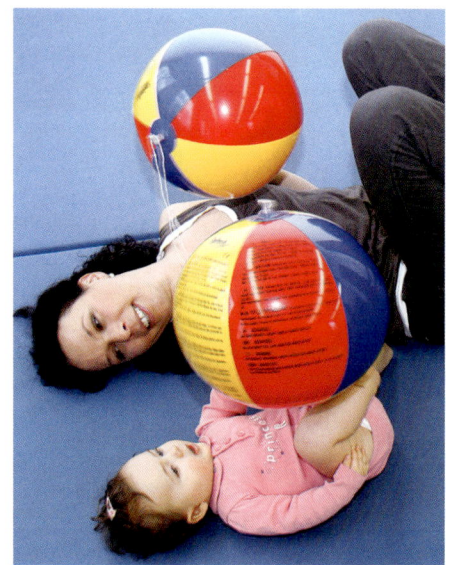

Schneidersitzschaukel

Sie sitzen auf der Matte im Schneidersitz. Das Baby liegt in der „Kuhle" quer auf Ihren Oberschenkeln. Sie schaukeln nach rechts und links, nach vorne und hinten. Sie beginnen langsam und vorsichtig und achten auf Ihren Beckenboden. Diese Bewegungen fördern den Gleichgewichtssinn des Babys und Ihre Beweglichkeit. Lieder können die Schaukelbewegung begleiten (siehe Schaukelspiele, Kap. 7.9).

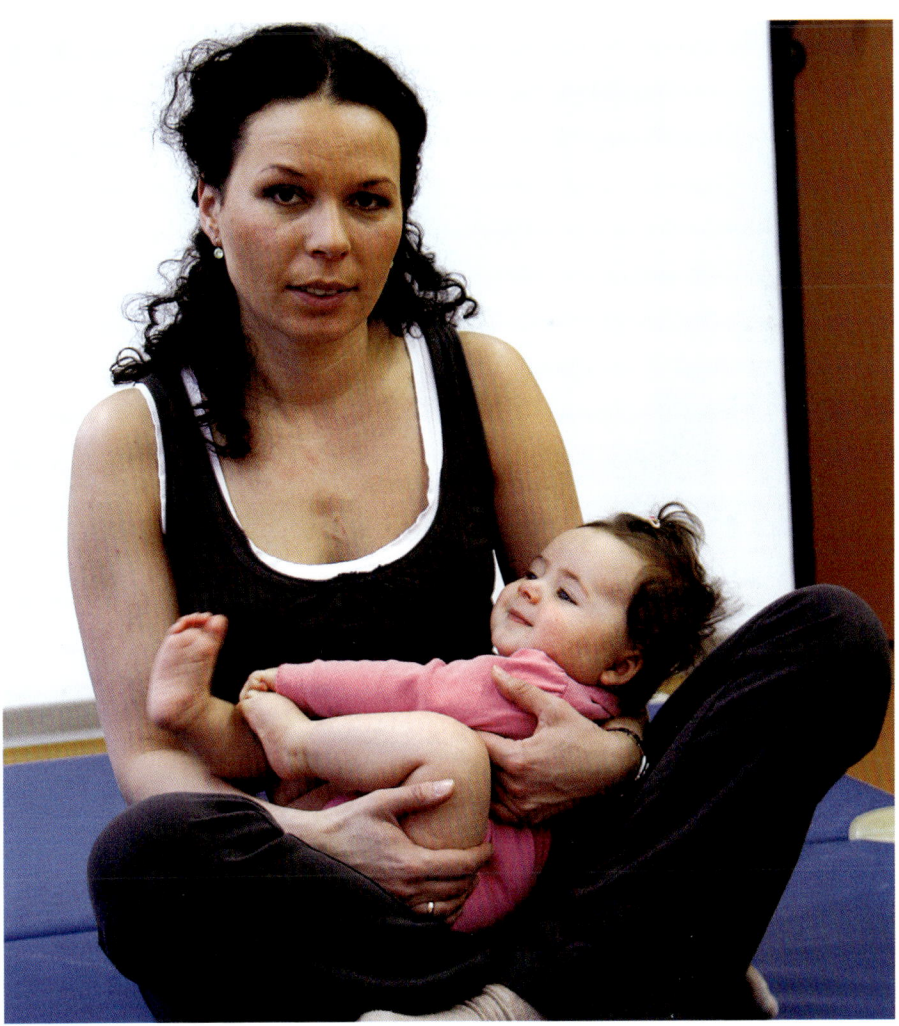

Nasengruß

Sie liegen in Rückenlage auf der Matte mit einem Kissen zur Kopfunterstützung. Das Baby liegt bäuchlings auf Ihren Unterschenkeln mit Blick zur Mutter, während Sie Ihre Knie zur Brust bewegen. Nun führen Sie Ihren Kopf und Ihre Knie ganz nah zueinander, bis Sie mit Ihrer Nase das Näschen Ihres Babys leicht berühren. Das Baby freut sich über jeden neuen **Nasengruß** der Mutter.

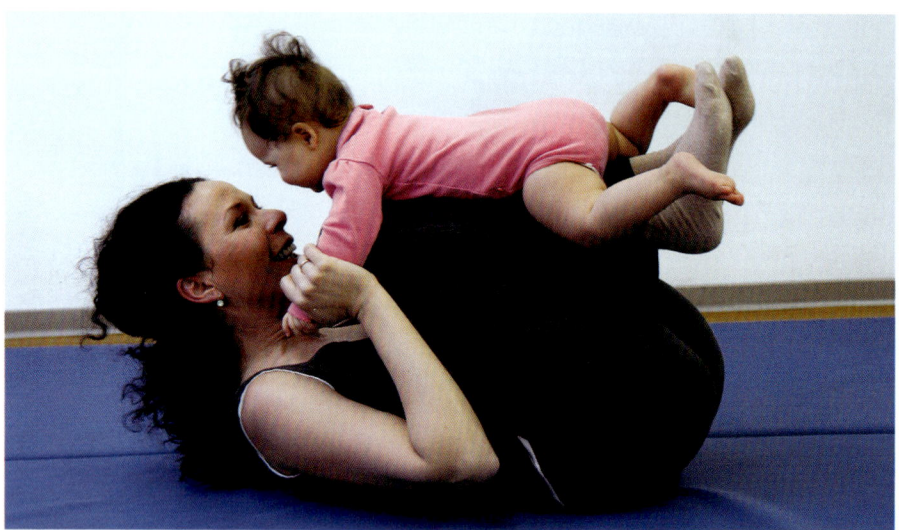

Hinweis

Achten Sie immer auf Ihre Beckenboden- und Bauchspannung.

Babyflieger

Sie liegen in Rückenlage auf der Matte wiederum mit einem Kissen zur Kopfunterstützung. Das Baby liegt bäuchlings auf Ihren angewinkelten Unterschenkeln mit Blick zur Mutter. Sie kreisen und wippen mit dem Baby auf Ihren Schienbeinen. Sie heben Ihre Beine vom Boden ab und schaukeln nach rechts und links sowie vor und zurück. Aus dieser Position können Sie verschiedene Bewegungen entwickeln.

Das Lied „Wipp, die wapp" (S. 107) unterstützt die Bewegungen.

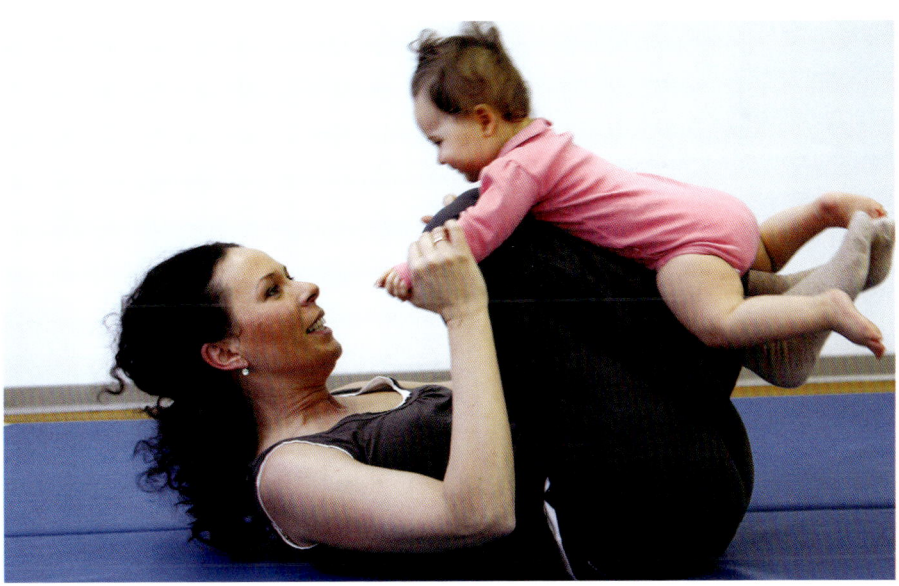

Babyrolle

Sie sitzen im Langsitz auf der Matte. Sitzen Sie gerade und halten Sie Ihre Schultern tief. Das Baby liegt quer über Ihren Oberschenkeln und wird auf Ihren Beinen leicht hin- und hergerollt.

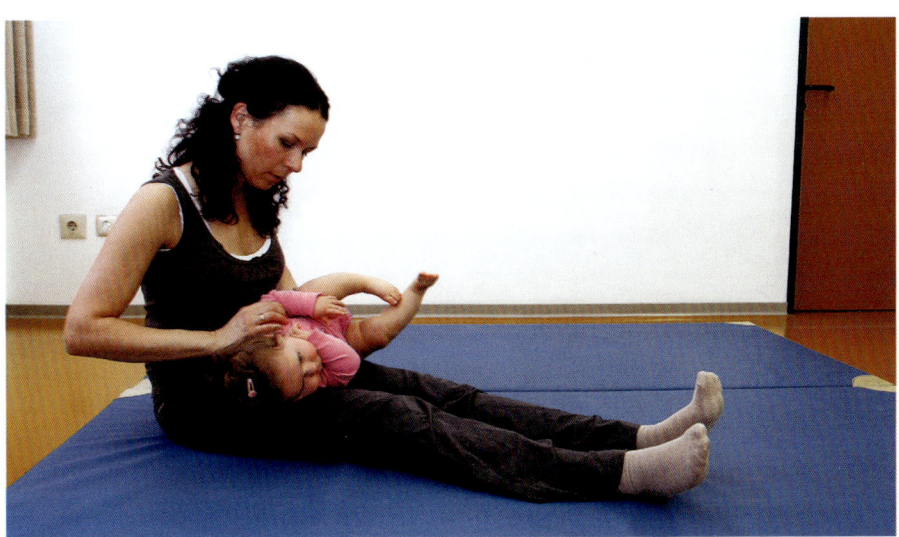

Mamabrücke

Sie liegen in der Rückenlage auf der Matte und stellen Ihre Füße auf. Das Baby liegt bäuchlings mit dem Kopf zu Ihnen auf Ihrem Bauch. Sie haben so Blickkontakt und halten das Baby mit beiden Händen fest. Sie spannen Ihren Po an und rollen nun Wirbel für Wirbel bis in die Brücke hoch und langsam Wirbel für Wirbel wieder ab, bis Ihr Rücken wieder auf der Matte liegt.

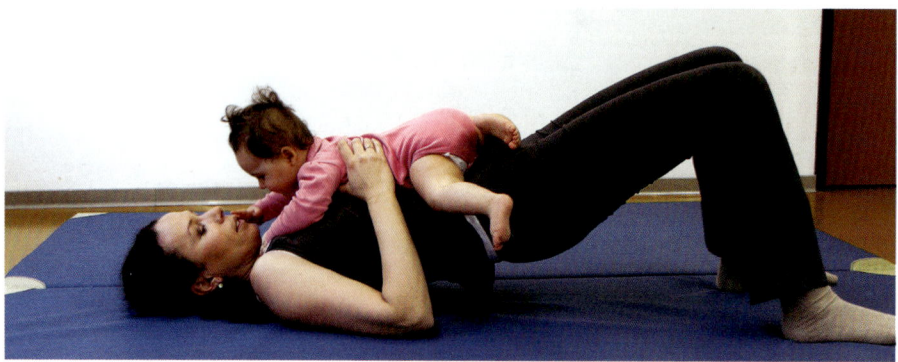

Baby-Hantel

Sie liegen in Rückenlage auf der Matte, die Füße sind aufgestellt. Das Baby halten Sie im Schalengriff auf Ihrem Bauch. Sie haben Blickkontakt mit Ihrem Baby. Nun bewegen Sie die Arme hoch und runter. Nach einer kurzen Pause strecken Sie die Arme noch einmal hoch und bewegen sie nach rechts und links.

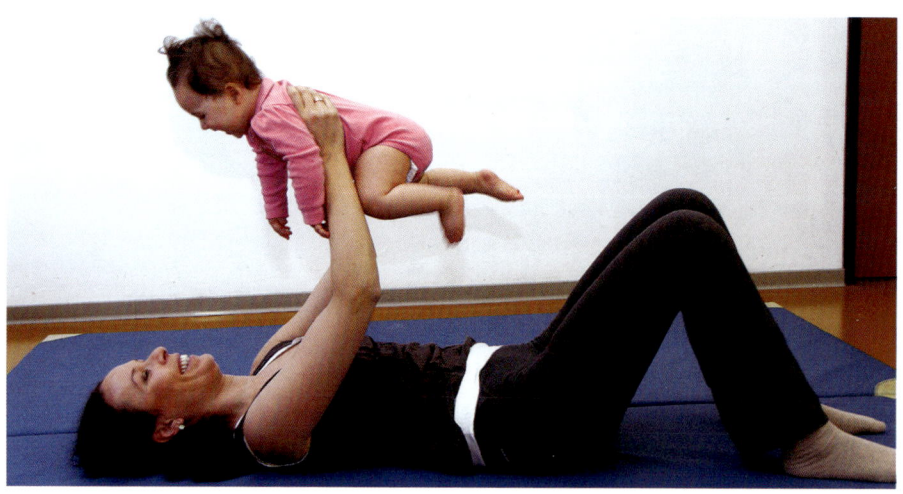

Unterhaltung in der Bauchlage

Sie liegen mit Ihrem Baby Kopf an Kopf in Bauchlage auf einer Decke auf dem Boden und schauen sich an. Sie plaudern mit dem Baby und ahmen dessen Mimik und Bewegung nach. So trainieren Sie Ihre Muskulatur und können nachspüren, was Ihr Baby in dieser Position so alles trainiert. Das Baby „trainiert" in spielerischer Form aus seinem natürlichen Bewegungsdrang heraus.

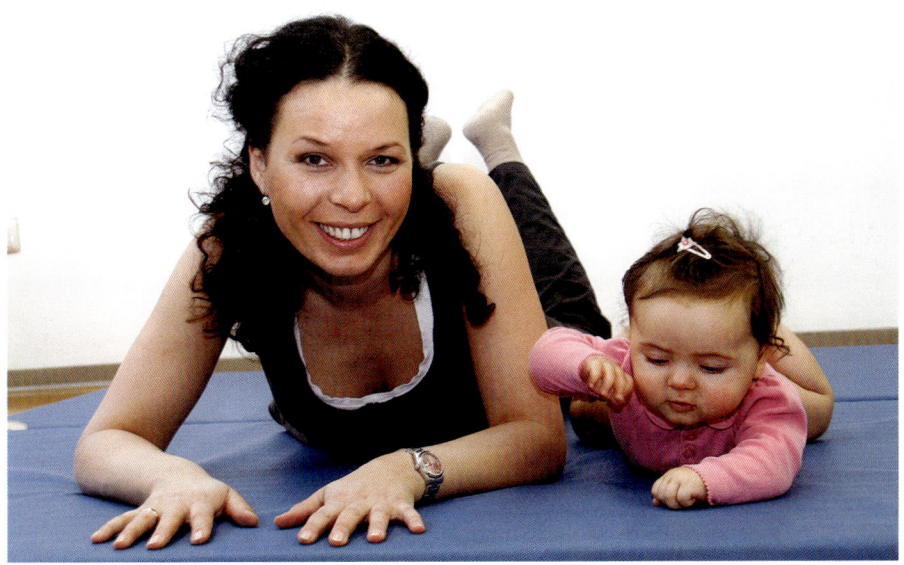

Gleichgewichtsübungen für die Mutter/Trageanregung für das Baby

Bei den nachfolgenden Gleichgewichtsübungen im Stand wird auch die Konzentration gestärkt. Durch die Konzentration der Mutter erfährt das Baby eine entsprechende Beruhigung.

Standschaukel

Sie stehen und halten das Baby im Schalengriff mit Blick zu sich. Sie pendeln abwechselnd mit dem rechten und linken Bein vor und zurück. Sie achten darauf, dass Ihr Oberkörper mit dem Standbein eine gerade Linie bildet.

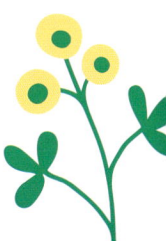

Beckenschaukel

Sie stehen im festen Stand, die Füße hüftbreit auseinander. Sie halten das Baby im Schalengriff vor der Brust mit Blick in den Raum. Sie kreisen mit dem Becken, der Oberkörper bleibt ruhig.

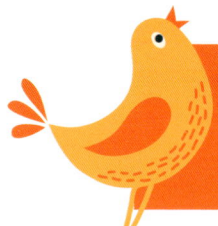

Hinweis

Spannen Sie immer das Gesäß an und beschreiben Sie kleine Kreise.

5.2   Übungen mit dem Pezzi®ball

Der Pezzi®ball ist ein Medium, um gemeinsam mit dem Kind zu schaukeln, zu wiegen und ein gemeinsames Körpergefühl zu entwickeln.

Gemeinsames Schaukeln auf dem Pezzi®ball

Die Mutter sitzt auf dem Pezzi®ball mit dem Baby auf ihrem Schoß. Achten Sie darauf, dass Sie bequem und sicher auf dem Ball sitzen. Durch Schaukeln und Wiegen erfahren beide eine intensive Gleichgewichtsstimulation. Gemeinsam können Mutter und Baby auf und ab oder vor und zurück wippen. Entspannend für Mutter und Baby wirkt das Beckenkreisen auf dem Ball.

Trageanregungen auf dem Pezzi®ball

Alle bereits bekannten Trageanregungen im Schalengriff können mit dem Baby erprobt werden, wobei die Mutter auf dem Pezzi®ball sitzt.

Entspannen auf dem Pezzi®ball

Sie halten das Baby im Schalengriff bäuchlings auf dem Pezzi®ball. Sie schaukeln es vorsichtig nach vorne und hinten und nach rechts und links. Auch Babys, die nicht gerne in der Bauchlage liegen, genießen hier das entspannte Schaukeln.

Kapitel 6

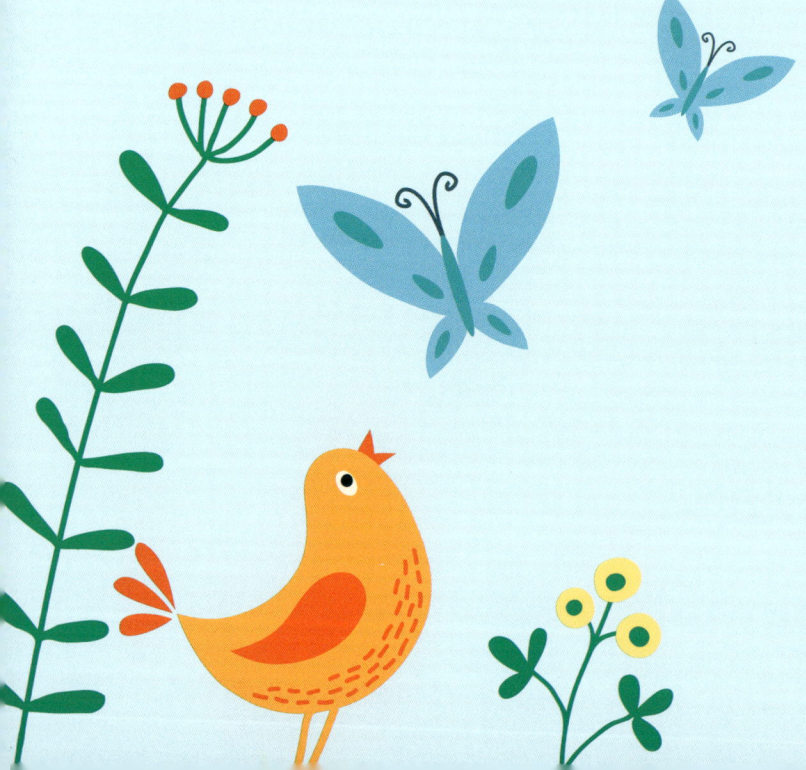

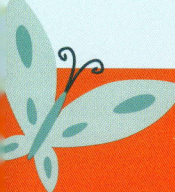

Gemeinsam in Aktion

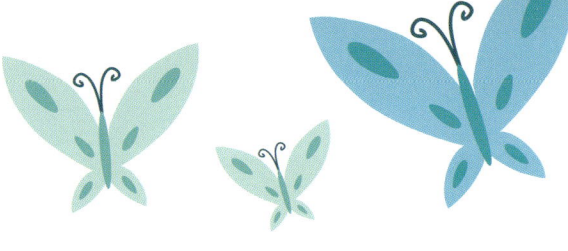

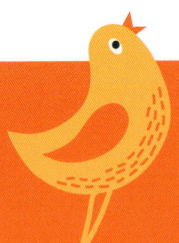

6   Gemeinsam in Aktion

6.1   Kurssituationen

Nachfolgende Bilder zeigen Situationen aus der Kursarbeit.

Babys und Kursleiterin in Aktion

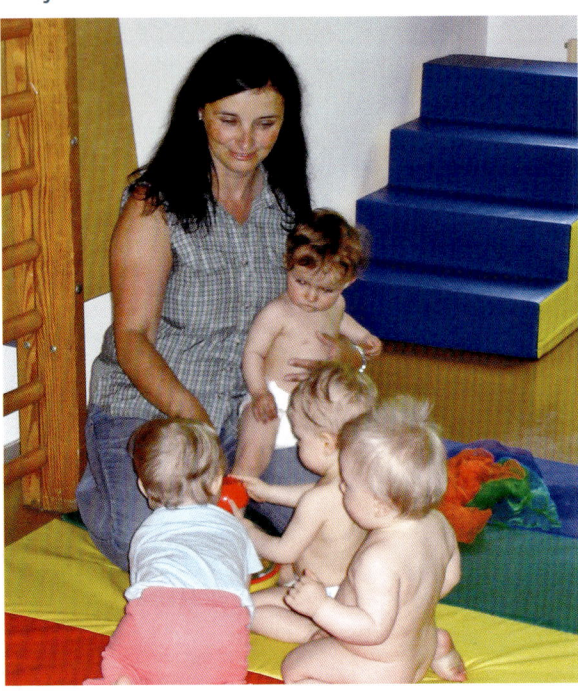

Mütter und Babys gemeinsam in Aktion

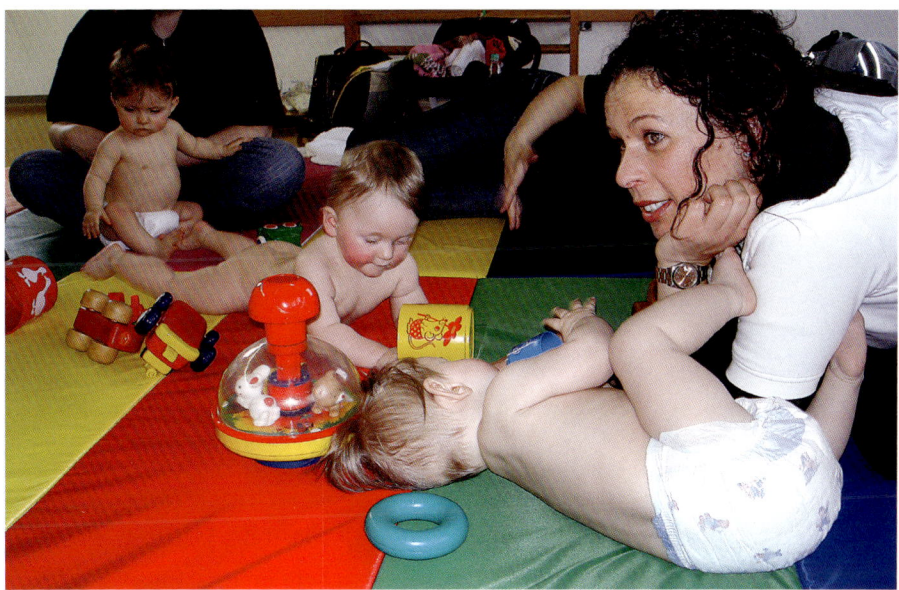

6.2 Gemeinsame Aktion auf der schiefen Ebene

Legen Sie zwei Keilkissen mit der hohen Seite zueinander, sodass eine schiefe Ebene zu beiden Seiten entsteht. Sie legen die Babys in der Bauchlage gegenüber. Die Mütter sitzen drumherum, um gegebenenfalls „Hilfestellung" zu leisten. Die Babys

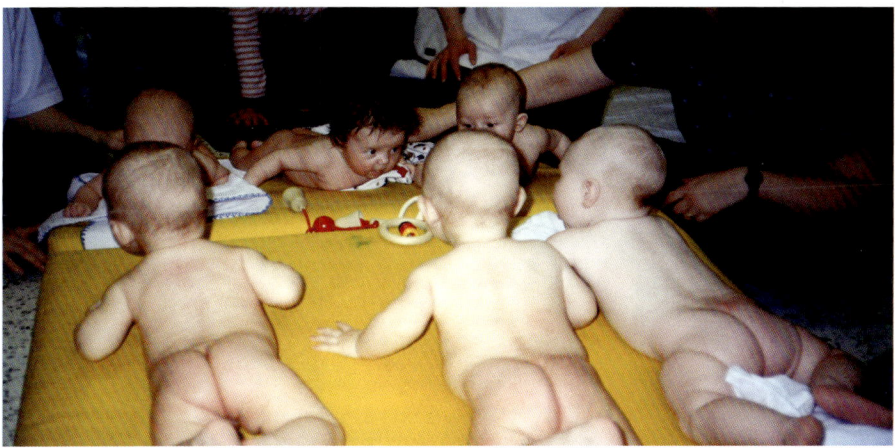

haben so die Möglichkeit, gemeinsam die Bauchlage zu „trainieren", denn gemeinsam macht es mehr Spaß. Babys nehmen in dieser Position gerne Körperkontakt mit ihren Nachbarn auf.

6.3   Gemeinsame Aktion unter einer Schnur

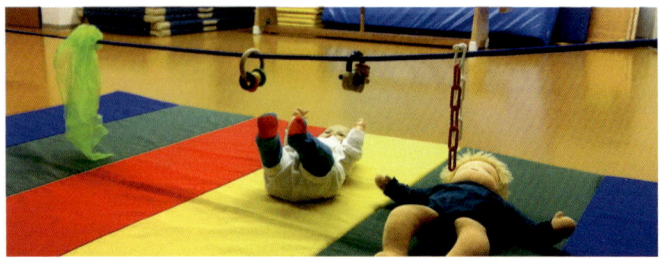

Spannen Sie ein Seil quer durch den Raum und befestigen die Enden an einer stabilen Bank oder an stabilen Stühlen. Gibt es keine sichere Befestigungsmöglichkeit, können zwei Mütter die Enden des Seils hochhalten. Das Seil bitte in einer Höhe halten, dass die Babys mit ihren Händen und Füßen das Seil berühren können. Erst nach und nach werden unterschiedliche Gegenstände an der Schnur befestigt, z. B. kleine Ringe, Chiffontücher oder Luftballons. Babys reagieren mit Händen und Füßen auf dieses abwechslungsreiche Bewegungsangebot.

6.4   Gemeinsam beobachten

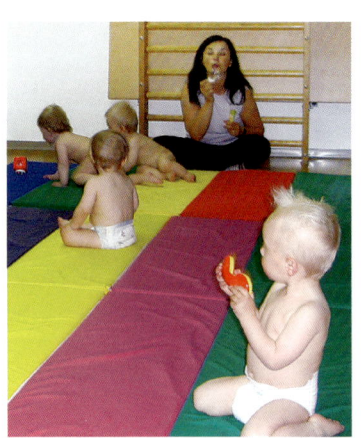

In der Gruppe beobachten, ist für Babys besonders interessant. Beobachten, wie die Seifenblasen fliegen oder wie sich ein Kreisel dreht, ist einfach faszinierend. Bei diesem gemeinsamen Staunen beobachten sich die Babys ganz intensiv.

6.5   Gemeinsame Aktion mit Luftballons

Fasziniert beobachten die Babys, wie die Luftballons aufgeblasen werden. Blasen Sie die Luftballons nie zu prall auf. Fühlen, hinterherkrabbeln, werfen, fangen oder hinterherschauen lockt das Interesse der Babys. Eine schöne Alternative ist es, die Luftballons auf einer Gardine oder auf einem durchsichtigen Tuch hin- und herzubewegen. Babys beobachten dieses Geschehen auch gerne von unten.

6.6   Gemeinsame Aktion mit Bällen

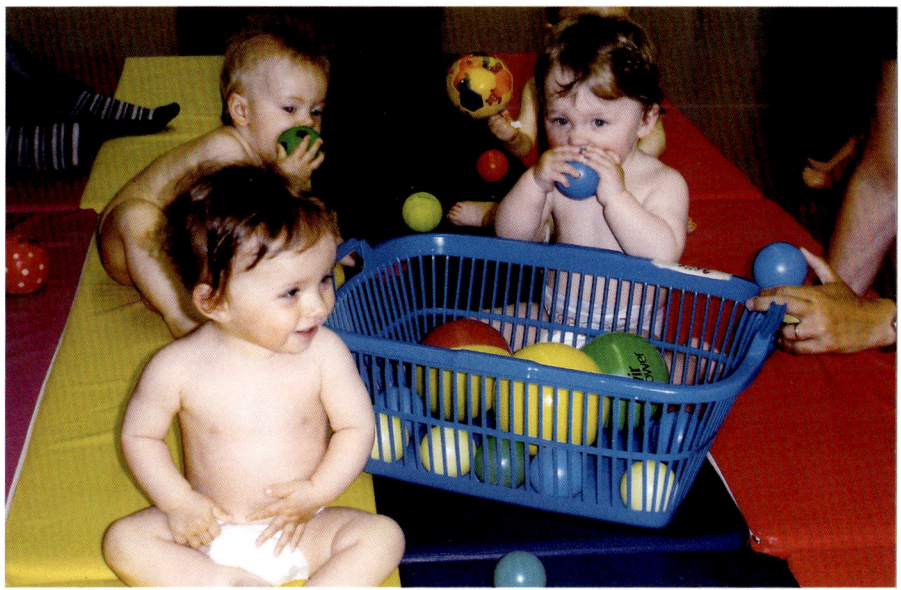

Ein Wäschekorb mit unterschiedlichen Bällen hat einen hohen Aufforderungscharakter für die Babys. Gemeinsam den Geschmack testen und die Bälle ein- und auspacken macht Spaß.

6.7   Rund ums Planschbecken mit allen Sinnen

Die nachstehend beschriebenen Anregungen zum Fühlen und Staunen können sehr gut mithilfe eines Planschbeckens durchgeführt werden. Im Planschbecken können unterschiedliche Materialien betastet und bestaunt werden. Babys sammeln Erfahrungen über Dinge.

Was ist hart und was weich?
Was ist kalt und was warm?
Was ist nass und was trocken?

Bevor Babys ihre Erfahrungen in der Natur sammeln können, gibt es im Raum einen wahren Schatz an Tasterfahrungen in oder um das Planschbecken herum zu sammeln. Das Planschbecken ist bereits bekannt, aus den Anregungen, die die Bauchlage unterstützen. Babys begreifen ihre Umwelt mit Mund und Händen. Aus diesem Grunde sollten für die Tasterfahrungen nur saubere und ungefährliche Materialien verwendet werden, wie Bälle, Wasser und Papier. Später, wenn die orale Phase nachlässt, bieten sich auch Naturmaterialien wie Sand, Kastanien oder Laub an. Auch Spielteige bieten sich für Tasterfahrungen an.

Babys unter sich

Babys sind fasziniert von anderen Babys. Gemeinsam ist alles viel interessanter. Sie erfreuen sich an Geräuschen und Bewegungen ihrer Mitspieler und machen so wichtige soziale Erfahrungen. Nachfolgend einige Beispiele zur Förderung der taktilen Wahrnehmung.

Planschbecken ohne Material

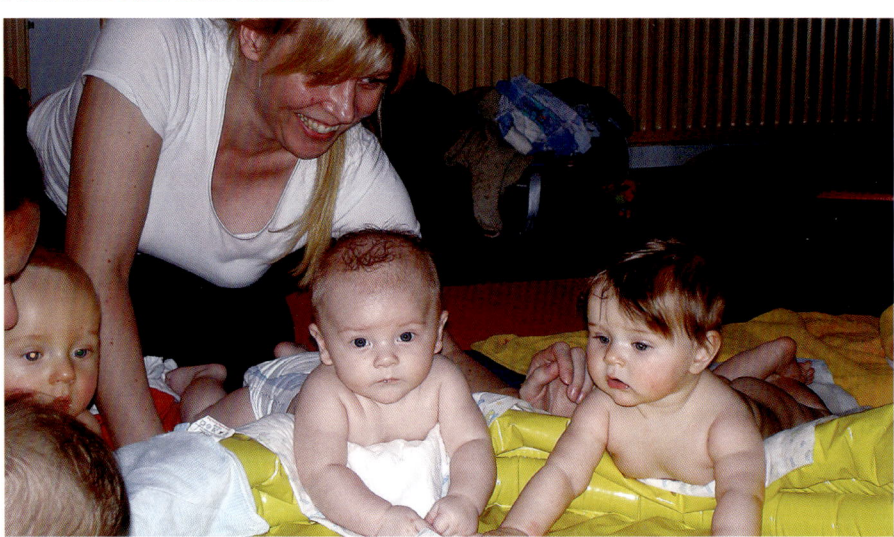

Wasserspiele am Planschbecken

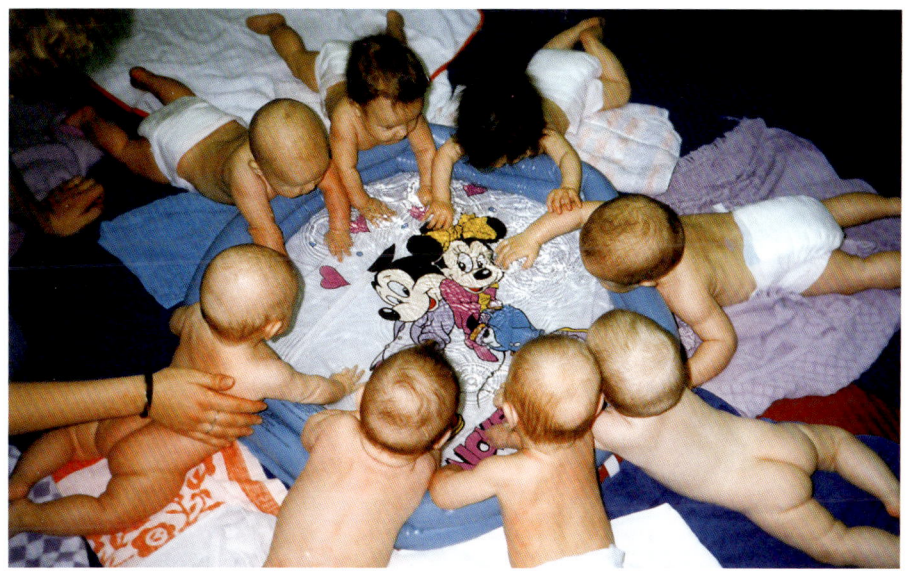

Planschbecken mit Bausteinen

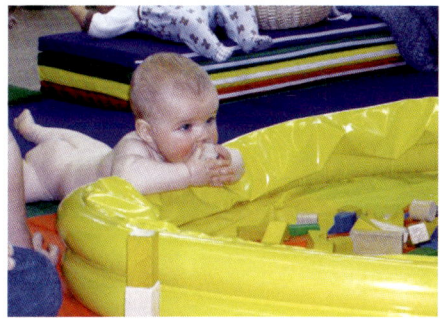

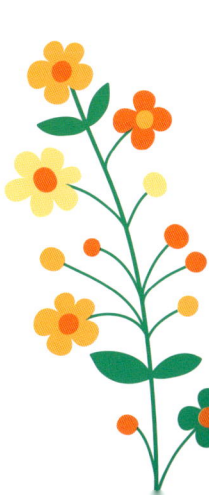

Planschbecken mit Bällen

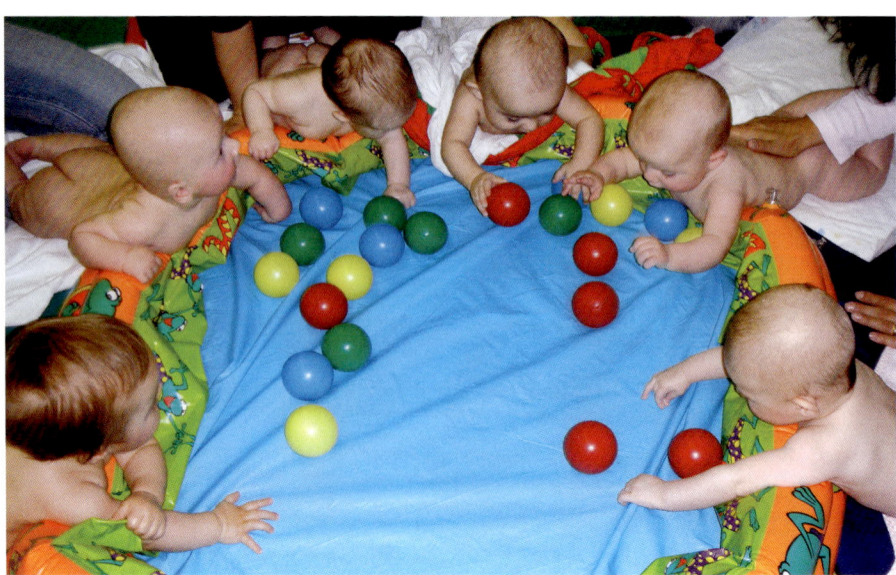

Rasierschaum am Planschbecken

Babys lieben Gefühle auf der Haut. Anregungen für die Oberflächensensibilität und die Tiefensensibilisierung bieten die nachstehenden Erfahrungen mit unparfümiertem Rasierschaum oder Babycreme. Auch hier ist wieder weniger mehr. Diese Spielidee eignet sich für Babys ab dem sechsten Monat. Ältere Babys cremen sich auch gerne selbst ein.

Hinweis

Testen Sie vorher das Allergierisiko.

Kapitel 7

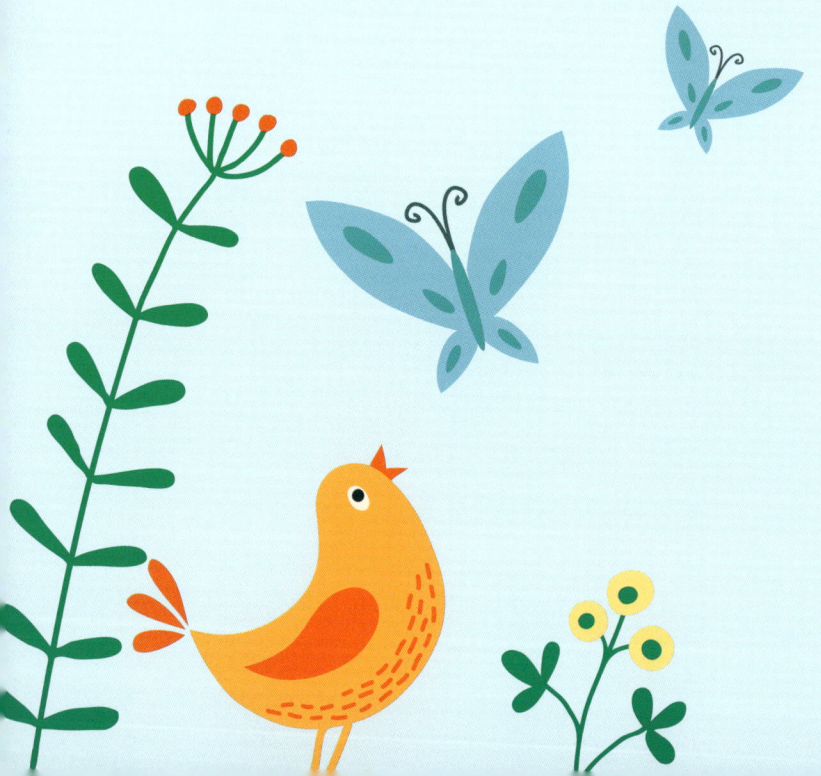

Lieder, Finger- und Bewegungsspiele

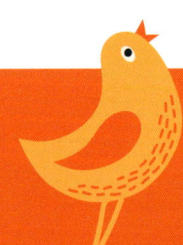

7   Lieder, Finger- und Bewegungs- spiele

Lieder und Finger- und Bewegungsspiele haben eine lange Tradition und wurden von Generation zu Generation weitergegeben. Die Lieder und Finger- und Bewegungsspiele sollten dem Alter der Babys angepasst sein. Die Texte sollten kurz und von ihrem Inhalt her einfach darzustellen sein. Wiederholungen sind erwünscht.

Es sind bekannte Lieder, Finger- und Bewegungsspiele ausgewählt worden, die Kindheitserinnerungen wecken und so leichter mit dem Baby umzusetzen sind. Alle Lieder, Finger- und Bewegungsspiele können allein mit dem Baby oder in der Gruppe ausprobiert werden. Als Gruppenangebot sitzen oder stehen die Mütter mit ihren Babys in Kreisform.

7.1   Zur Begrüßung

Begrüßungslieder sind wichtige Rituale, die den gemeinsamen Beginn anzeigen.

Hallo

Hallo, hallo, wie schön, dass du da bist,
Hallo, hallo, wie schön, dass es dich gibt,
wir wollen uns begrüßen mit Händen und mit Füßen,
Hallo, hallo, wie schön, dass es dich gibt.
(Text & Melodie: mündlich überliefert)

Bewegungsbeschreibung
Die Mutter winkt ihrem Baby und den anderen Gruppenteilnehmern zu.

Guten Morgen

Guten Morgen, guten Morgen,
wir winken uns zu,
guten Morgen, guten Morgen,
erst ich und dann du.

Guten Morgen, guten Morgen,
wir nicken uns zu,
guten Morgen, guten Morgen,
erst ich und dann du.

Guten Morgen, guten Morgen,
wir klatschen uns zu,
guten Morgen, guten Morgen,
erst ich und dann du.

Guten Morgen, guten Morgen,
wir lächeln uns zu,
guten Morgen, guten Morgen,
erst ich und dann du.
(Text: überliefert)

Wer ist da?

Wer ist da,
wer ist da?
Die Britta, die ist wieder da.
(Text: Autorin; Melodie: wie Hänschen Klein)

7.2   Zum Abschluss

Abschlusslieder stimmen das Ende ein und bereiten auf das „Wiederanziehen" vor.

Anziehlied

Jetzt zieht Lukas,
jetzt zieht Lukas,
seine Hose an.
Oh, du mein Lukas,
mein Lukas, mein Lukas
oh, du mein Lukas,
jetzt ziehe ich dich an.
(Text: Autorin; Melodie: Jetzt zeigt Hampelmann)

Nacheinander werden alle Kleidungsstücke eingesetzt.

Alle Leut

Alle Leut, alle Leut (klatschen)
Geh'n jetzt nach Haus.
Geh'n in ihr Kämmerlein, (ein Häuschen mit den Händen darstellen)
lassen das Spielen sein. (Finger liegen ruhig auf dem Schoß)
Alle Leut, alle Leut (klatschen)
Geh'n jetzt nach Haus.
(Text & Melodie: bekannt aus Kindergarten und Grundschule.)

Die Uhr

Die Uhr schlägt bum,
die Zeit ist um,
das Spiel ist aus,
wir gehen nach Haus.
(Text & Melodie: überliefert)

Bewegungsbeschreibung
Zum letzten Wort einer jeden Zeile wird 1 x in die Hände geklatscht.

7.3   Mit den Fingern

Backe backe Kuchen

Backe backe Kuchen, (Zum Text in die Hände klatschen)
der Bäcker hat gerufen,
wer will feinen Kuchen backen?
Der muss haben sieben Sachen,
Eier und Schmalz,
Zucker und Salz,
Milch und Mehl,
Safran macht den Kuchen geel.
(Text & Melodie: überliefert)

Bimmel bammel bommel

Bimmel bammel bommel, (die Finger klopfen auf dem Boden)
die Katze schlägt die Trommel, (die Fäuste trommeln auf dem Boden)
und die kleine Mäuse tanzen in der Reih, (die Finger tanzen über den Boden)
und die ganze Erde wackelt schon dabei. (die Hände klatschen auf dem Boden)
(Text: überliefert)

Das ist der Daumen

Das ist der Daumen, (mit dem Daumen wackeln)
der schüttelt die Pflaumen, (mit dem Zeigefinger wackeln)
der hebt sie auf, (mit dem Mittelfinger wackeln)
der bringt sie nach Haus, (mit dem Ringfinger wackeln)
und der Kleinste isst sie alle auf. (mit dem kleinen Finger wackeln)
(Text: überliefert)

Eine Schnecke

Eine Schnecke, eine Schnecke,
krabbelt rauf, krabbelt rauf,
krabbelt wieder runter, krabbelt wieder runter,
kitzelt dich am Bauch,
kitzelt dich am Bauch.
(Text aus Austermann & Wohlleben, 1998; Melodie: Bruder Jakob)

Das Fähnchen

Wie das Fähnchen auf dem Turme,
sich kann dreh'n bei Wind und Sturme,
so soll sich dein Händchen dreh'n,
dass es eine Lust ist anzuseh'n.
(Text & Melodie: Volksweise)

Bewegungsbeschreibung
Die Hand der Mutter und/oder die des Babys dreht sich langsam.

Hier hast du 'nen Taler

Hier hast du 'nen Taler, (über die Handfläche des Babys streicheln)
geh zum Markt, (mit den Finger über die Handfläche tippeln)
kauf dir 'ne Kuh und ein Kälbchen dazu,
Kälbchen hat ein Schwänzchen,
Diddel, diddel, dänzchen. (die Handfläche kitzeln)
(Text: überliefert)

Himpelchen und Pimpelchen

Himpelchen und Pimpelchen
(Hände zu Fäusten ballen und die Daumen nach oben strecken)
stiegen auf einen hohen Berg. (Fäuste bewegen sich nach oben)
Himpelchen war ein Heinzelmann, (rechte Faust nach oben strecken)
und Pimpelchen war ein Zwerg. (linke Faust nach oben strecken)
Sie blieben lange dort oben sitzen (beide Fäuste auf den Kopf setzen)
und wackelten mit ihren Zipfelmützen.
(Hände bilden eine Zipfelmütze auf dem Kopf)
Doch nach vielen, vielen Wochen sind sie in den Berg gekrochen.
(die Daumen in den Fäusten verstecken)
Dort schlafen sie in stiller Ruh,
sei mal still und hör gut zu. (Schnarchgeräusche)
(Text: überliefert)

Nasemann

Kommt ein Mann die Treppe rauf, (mit den Fingern den Arm hochkrabbeln)
klopft an, (auf die Stirn tippen)
bim, bam, (am Ohrläppchen zupfen)
guten Tag, Herr Nasemann. (an die Nasenspitze tippen)
(Text: überliefert)

Katzen

Katzen können Mäuse fangen.
Haben Krallen wie die Zangen. (mit den Händen Krallen darstellen)
Mäuschen mit dem Ringelschwänzchen
machen auf dem Dach ein Tänzchen.
(mit den Fingern über den Boden tippeln)
Leise, leise kommt die Katz. (mit den Händen über den Boden schleichen)
Fängt die Maus mit einem Satz.
(Text: überliefert)

Die Fliege

Seht mal, Babys, seht mal her, (Zeigefinger kreist über dem Baby)
wie die Fliege fliegen kann,
rundherum, mal in die Höh, (Zeigefinger fliegt nach oben)
doch da kommt der Frosch,
(Daumen und Zeigefinger zusammenlegen)
Oh weh.
Quark, quark, quark
(mit der anderen Hand einen Froschmund bilden)
1, 2 3,
mit der Fliege ist's vorbei. (Daumen und Zeigefinger fangen)
(Quelle unbekannt)

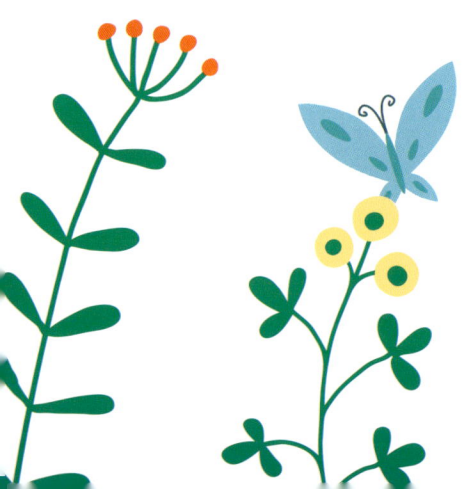

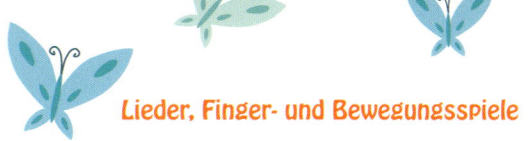

7.4   Mit Füßen und Beinen

Herr Pinz und Herr Panz

Herr Pinz und Herr Panz, die gingen zum Tanz.
(das Baby liegt auf dem Rücken)
Es gingen zum Tanz, Herr Pinz und Herr Panz.
(Mutter bewegt die Füße des Babys)
Erst machten sie so, (Füße hoch nach links bewegen)
dann machten sie so, (Füße nach rechts bewegen)
dann tanzten sie froh. (Füße strampeln lassen)
(Text: überliefert)

Zehen

Mit den Zehen, mit den Zehen, (die Zehen des Babys bewegen)
mit dem ganzen ganzen Fuß. (die Hand gegen die Fußsohle drücken)
Mit den Füßen, mit den Füßen, (gegen beide Füße drücken)
mit den Beinen, das tut gut. (mit den Beinen strampeln)
(Text: überliefert)

Dickmadam

Eine kleine Dickmadam
fuhr mal mit der Eisenbahn.
Eisenbahn, die krachte,
Dickmadam, die lachte.
Lachte, bis der Schaffner kam,
und sie mit zur Wache nahm.
(Text: überliefert)

Bewegungsbeschreibung
Die Beinchen des Babys im Rhythmus des Verses bewegen.

Bunte Socken

Das Baby hat bunte Socken an,
damit es besser strampeln kann.
Es strampelt hin, es strampelt her,
strampeln fällt ihm gar nicht schwer.
(Text: Autorin)

Bewegungsbeschreibung
Die Füße des Babys in die Hände nehmen und die Beinchen des Babys im Rhythmus der Verse strampelnd bewegen. Bei den beiden letzten Zeilen kann die Bewegung schneller werden.

Alle Zehen

Der ist ins Wasser gefallen,
der hat ihn rausgeholt,
der hat ihn ins Bett gelegt,
der hat ihn zugedeckt,
und der kleine Zeh hat ihn wieder
aufgeweckt.
(Text: überliefert)

Bewegungsbeschreibung
Mit Daumen und Zeigefinger alle Zehen des Babys, angefangen vom großen Zeh, nacheinander berühren.

Zeigt her eure Füße

Zeigt her eure Füße, zeigt her eure Schuh,
und sehet den fleißigen Babys zu:
Sie strampeln, sie strampeln,
sie strampeln den ganzen Tag,
sie strampeln, sie strampeln,
sie strampeln den ganzen Tag.
Zeigt her eure Füße, zeigt her eure Schuh,

und sehet den fleißigen Babys zu:
Sie turnen, sie turnen,
sie turnen den ganzen Tag,
sie turnen, sie turnen,
sie turnen den ganzen Tag.
Zeigt her eure Füße, zeigt her eure Schuh,
und sehet den fleißigen Babys zu.
Sie kreisen, sie kreisen,
sie kreisen den ganzen Tag,
sie kreisen, sie kreisen,
sie kreisen den ganzen Tag.
(Text & Melodie: überliefert, verändert durch Autorin)

Bewegungsbeschreibung
Das Baby liegt vor der Mutter auf einer Decke. Die Mutter hält mit ihren Händen die Füße des Babys. Die Bewegungen erfolgen passend zum Text.

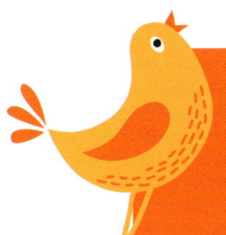

Hinweis:

Alle Fuß- und Strampelspiele lassen sich in die Massage einbauen. Sie helfen gegen Blähungen und vermitteln Spaß und Freude.

Guten Morgen ihr Beinchen

Guten Morgen, ihr Beinchen! (beide Beinchen in die Hand nehmen)
Wer seid ihr? (einzeln fragen)
Ich bin Hampel und ich bin Strampel.
(rechtes und linkes Bein abwechselnd)
Ich bin das Füßchen Tunichgut, (ein Füßchen bewegen)
und ich das Füßchen Übermut. (genauso das andere)
Tunichgut und Übermut
gehen auf die Reise; (Füßchen in der Luft bewegen)
patschen durch die Sümpfe,

kriegen nasse Strümpfe, (über die Füßchen streicheln)
guckt die Mutter um die Eck, (Kopf der Mutter bewegt sich)
laufen beide ganz schnell weg. (schnelles Bewegen der Beine)
(Text: überliefert)

7.5   Mit dem ganzen Körper

Das ist gerade

Das ist gerade, (die Arme des Babys zur Seite strecken)
das ist schief, (Arme nach unten bewegen)
das ist hoch, (Arme nach oben strecken)
das ist tief, (Arme nach unten strecken)
das ist dunkel, (Hände auf die Augen legen)
das ist hell. (Hände von den Augen nehmen)
(Text: überliefert)

Große Uhren

Große Uhren machen
tick-tack, tick-tack,
kleine Uhren machen
ticke-tacke, ticke-tacke,
und die kleinen Taschenuhren machen
ticke-tacke, ticke-tacke, boing.
(Text: überliefert)

Bewegungsbeschreibung
Auf einer Decke auf dem Boden liegt das Baby auf dem Rücken. Die Arme und Beine werden in der Mitte des Körpers überkreuzt und wieder geöffnet. Überkreuzbewegungen regen die Aktivierung des Gehirns an.

Käfer

Kleiner Käfer, kleiner Käfer,
krabbelt rauf, krabbelt rauf,
krabbelt wieder runter,
krabbelt wieder runter,
kitzelt dich am Bauch,
kitzelt dich am Bauch.
(Text: überliefert)

Bewegungsbeschreibung
Mit den Fingern über den ganzen Körper des Babys streicheln oder tippeln.

Kille, kille

Kille, kille, Händchen,
kille, kille, Bauch,
kille, kille, Beinchen,
kille, kille, Füßchen.
(Text: überliefert)

Bewegungsbeschreibung
Die jeweiligen Körperteile mit den Händen streicheln oder kitzeln.

Auf dem Karussell

Auf der grünen Wiese,
steht ein Karussell.
Manchmal dreht es langsam,
manchmal auch ganz
schnell.

Einsteigen, festhalten,
alle Babys drehen sich im Kreis herum,
alle Babys drehen sich im Kreis herum.
Anhalten, aussteigen.
(Text & Melodie: bekannt aus Kindergarten und Grundschule.)

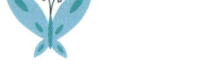

Bewegungsbeschreibung

Das Baby liegt in Fliegerhaltung auf dem Arm der Mutter. Die Mutter dreht sich mit dem Baby auf dem Arm erst langsam und dann vorsichtig schneller um die eigene Achse.

Wollt ihr wissen

Wollt ihr wissen, wollt ihr wissen,
was die kleinen Babys machen?
Händchen drehen, Händchen drehen,
alles dreht sich herum.

Wollt ihr wissen, wollt ihr wissen,
was die kleinen Babys machen?
Händchen klatschen, Händchen klatschen,
alles dreht sich herum.

Wollt ihr wissen, wollt ihr wissen,
was die kleinen Babys machen?
Beinchen stampfen, Beinchen stampfen,
alles dreht sich herum.

Wollt ihr wissen, wollt ihr wissen,
was die kleinen Babys machen?
Füßchen stampfen, Füßchen stampfen,
alles dreht sich herum.
(Text: Autorin; Melodie: Wollt ihr wissen.)

Die Bewegungsbeschreibung ergibt sich aus dem Text.

10 kleine Krabbelmäuse

10 kleine Krabbelmäuse
(die Finger der Mutter krabbeln über den Bauch des Babys)
krabbeln hin und her.
10 kleinen Krabbelmäusen

fällt das gar nicht schwer.
10 kleine Krabbelmäuse
krabbeln auf und nieder.
10 kleine Krabbelmäuse
tun das immer wieder.
10 kleine Krabbelmäuse
spielen mal Versteck.
10 kleine Krabbelmäuse
(die Mutter versteckt ihre Finger hinter ihrem Rücken)
sind auf einmal weg.
10 kleine Krabbelmäuse
rufen laut „hurra" (Mutter ruft „hurra")
10 kleine Krabbelmäuse
(Hände der Mutter krabbeln wieder über den Bauch)
sind jetzt wieder da.
(Text: überliefert)

7.6 Auf dem Rücken

Alle Babys

Alle unsere Babys
lächeln uns nun an,
lächeln uns nun an,
strampeln mit den Beinen,
haben Spaß daran.

Alle unsere Babys
lächeln uns nun an,
lächeln uns nun an,
klatschen mit den Händen,
haben Spaß daran.

Alle unsere Babys
lächeln uns nun an,

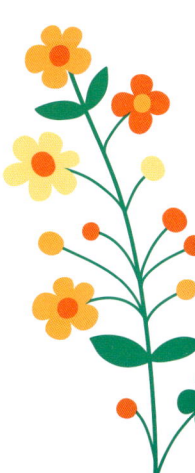

lächeln uns nun an,
strecken ihre Arme,
haben Spaß daran.

Alle unsere Babys
lächeln uns nun an,
lächeln uns nun an,
winken mit den Händen,
haben Spaß daran.
(Text: Autorin; Melodie: Alle meine Entchen)

Die Bewegungsbeschreibungen ergeben sich aus dem Text, die in drei Variationen durchgeführt werden können.

1.   **Variation**

       Die Babys liegen vor der Mutter auf einer Decke.

2.   **Variation**

       Die Babys, die schon sitzen können, sitzen auf dem Schoß der Mutter.

3.   **Variation**

       Die Babys werden auf dem Arm der Mutter (im Stand) getragen.

Das Bewegungsspiel sollte als Gruppenangebot in Kreisform durchgeführt werden.

Kleine Igel

Kleine Igel schlafen gern den ganzen Winter lang,
kleine Igel schlafen gern den ganzen Winter lang,
wenn sie Regen hören, kann sie das nicht stören,
denken sich, was soll das sein und schlafen wieder ein,
denken sich, was soll das sein und schlafen wieder ein.
(Textquelle: unbekannt; Melodie: Spandel langer Hansel)

Die Babys können dazu mit einen kleinem Igelball massiert werden.

Körperstreichellied

Wo ist denn dein Kopf, schau ihn dir mal an
Woll'n mal seh'n, ob man ihn streicheln kann.
Streicheln, streicheln, wollen wir den Kopf,
streicheln, streicheln, woll'n wir ihn zusammen.

Wo ist denn dein Arm, schau ihn dir mal an,
woll'n mal seh'n, ob man ihn streicheln kann.
Streicheln, streicheln wollen wir den Arm,
streicheln, streicheln, woll'n wir ihn zusammen.

Wo ist denn dein Bauch, schau ihn dir mal an,
woll'n mal seh'n, ob man ihn in streicheln kann.
Streicheln, streicheln wollen wir den Bauch,
streicheln, streicheln, woll'n wir ihn zusammen.

Wo ist denn dein Bein, schau es dir mal an,
woll'n mal seh'n, ob man es streicheln kann.
Streicheln, streicheln, woll'n wir das Bein,
streicheln, streicheln, woll'n wir es zusammen.

Wo ist denn dein Fuß, schau ihn dir mal an,
woll'n mal seh'n, ob man ihn streicheln kann.
Streicheln, streicheln, woll'n wir den Fuß,
streicheln, streicheln, woll'n, wir ihn zusammen.
(Text: überliefert)

Streichel mich

Komm her, mein Bärchen,
ich streichel dein Härchen.
Komm her, mein Schneckchen,
ich streichel dein Bäckchen.
Komm her, mein Hase, ich streichel deine Nase.

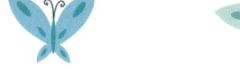

Komm her, mein kleiner Hund,
ich streichel deinen Mund.
(Text: überliefert)

Die Streichelbewegungen ergeben sich aus dem Text.

7.7   Auf dem Schoß

Schoßspiele fördern den Blickkontakt schon sehr kleiner Babys. Diese Spiele stärken in einem starken Maß das Vertrauen zwischen den Babys und ihren Eltern. Gleichzeitig stärken sie den Gleichgewichtssinn.

Kniereiterspiele sind beliebte rhythmische Schaukelspiele. Babys lieben die Spannung, die sich mit dem „Plumps" auflöst und sich in ein Gefühl von Geborgensein verwandelt. Je älter die Babys werden, umso wilder werden die Spiele.

Hoppe, hoppe, Reiter

Hoppe, hoppe, Reiter,
wenn er fällt, dann schreit er.
Fällt er in den Graben,
lachen alle Raben.
Fällt er in den Sumpf,
dann macht der Reiter plumps.
(Text: überliefert)

Bewegungsbeschreibung
Die Mutter sitzt auf dem Boden, das Baby auf ihren Oberschenkeln. Die Oberschenkel bewegen sich im Rhythmus auf und ab. Bei dem Wort „Plumps" das Baby vorsichtig nach hinten plumpsen lassen.

Wenn die Kinder kleiner sind

Wenn die Kinder kleiner sind,
reiten sie auf Knien geschwind.

Wenn sie größer werden,
reiten sie auf Pferden.
(Text: überliefert)

Bewegungsbeschreibung

Die Mutter sitzt mit dem Baby auf ihrem Schoß auf dem Boden. Die Oberschenkel gehen auf und ab. Die Bewegungen werden intensiver bei „wenn sie größer werden".

Wie reiten denn die Damen?

Wie reiten denn die Damen?
Zickel, zackel, zickel, zackel.
Wie reiten denn die Herren?
Trapp, trapp, trapp, trapp.
Wie reiten denn die Bauern?
Galopp, Galopp, Galopp, Galopp.
(Text: überliefert)

Bewegungsbeschreibung

Die Mutter sitzt auf dem Boden, das Baby auf dem Schoß. Das Baby sitzt im Blickkontakt zur Mutter.

Wipp, die wapp

Wipp, die wapp,
geht die Wippe auf und ab.
Hin und her,
hin und her,
wird's der Wippe ganz schön schwer.
Rundherum, rundherum,
fällt die Wippe auch mal um.
(Text: überliefert)

Bewegungsbeschreibung

Die Mutter liegt auf dem Rücken mit angewinkelten Beinen; das Baby liegt im Schalengriff auf ihren Unterschenkeln. Die Mutter bewegt die Unterschenkel auf und ab, nach rechts und links und im Kreis. Zum Schluss lassen Sie das Baby vorsichtig auf Ihren Bauch rutschen.

Babyflieger

Kommt ein Flugzeug angeflogen, (das Baby liegt auf Ihren Unterschenkeln)
fliegt ganz hoch im hohen Bogen, (Unterschenkel kreisend nach oben bewegen)
senkt sich auf die Erde nieder, (Füße wieder aufsetzen)
kreist dann in die Höhe wieder, (Unterschenkel wieder nach oben bewegen)
rollt dann auf der Startbahn aus, (Füße aufsetzen)
alle Leute steigen aus. (mit den Füßen stampfen)
(Text: überliefert)

7.8   Bewegungslieder

Autofahren

Ein Auto fährt tut, tut, (die Mutter mit dem Baby auf dem Schoß führt
ein Auto fährt tut, tut, kreisende Bewegungen mit dessen Armen aus.)
ein Auto fährt,
ein Auto fährt,
ein Auto fährt tut, tut.
Erst fährt es langsam wie die Schneck,
(Erst ganz langsame Bewegungen, nun werden die Bewegungen schneller.)
dann rast es plötzlich um die Eck.
Ein Auto fährt,
 ein Auto fährt, ein Auto fährt tut, tut.
(Quelle: unbekannt)

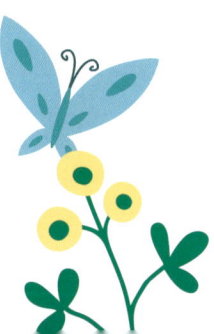

7.9   Schaukelspiele

Schaukelspiele fördern den Gleichgewichtssinn und damit den ganzen Bewegungs-apparat des Babys. Sie fördern die räumliche Wahrnehmung sowie die Sprachent-wicklung. Das Baby schaukelt entweder auf dem Schoß der Mutter oder liegt in einer Decke mit Blickkontakt zur Mutter und wird von zwei Personen geschaukelt.

Schiffchen

Fährt ein Schiffchen übers Meer, (langsam hin- und herschaukeln)
schaukelt hin und schaukelt her,
kommt ein großer Sturm, (schneller schaukeln)
fällt das Schiffchen um. (vorsichtig absetzen)
(Text: Volksweise)

Schaukeln

Der Michael wird geschaukelt,
geschaukelt,
bis in den Himmel hinein.
Der Michael wird gerüttelt,
geschüttelt,
bis in den Himmel hinein.
(Text & Melodie: Volksweise)

Bewegungsbeschreibung
Auf dem Schoß oder in der Decke hin- und herschaukeln bzw. -rütteln.

Kuschelbär

Oh mein kleiner Kuschelbär,
(das Baby wird auf dem Schoß der Mutter geschaukelt)
komm doch ganz schnell mal her.
Oh mein kleiner Kuschelbär,
komm doch mal her.

Dann streichel ich deine Arme, (Arme des Babys werden gestreichelt)
Arme, Arme, Arme.
Dann streichel ich deine Arme,
deine Arme streichel ich.
Oh mein kleiner Kuschelbär. (Mutter und Baby kuscheln)
(Text: überliefert; Melodie: Oh du lieber Augustin)

7.10 Auf dem Arm

Kreisspiele auf dem Arm der Mutter stärken die Eltern-Kind-Bindung und fördern gleichzeitig den Gleichgewichtssinn sowie die Sprachentwicklung.

Hampelmann

Ich bin ein lustiger Hampelmann,
(die Mutter wiegt das Baby leicht hin und her und bleibt dann stehen)
der Arm und Bein bewegen kann,
mal links m m, (bewegt das Baby leicht nach links)
mal rechts m m, (dann nach rechts)
mal auf m m, (dann nach oben)
mal ab m m, (dann nach unten)
und auch mal klipp und klapp.
(abschließend im schnelleren Wechsel nach links und rechts)
(Text & Melodie: überliefert)

Bingo

Es lebt ein Mann in unserm Land, (Mütter gehen im Uhrzeigersinn)
der Bingo ward genannt, (stehen bleiben)
es lebt ein Mann in unserm Land, (Mütter gehen in die andere Richtung)
der Bingo ward genannt. (stehen bleiben)
B I N G O,
(BINGO wird buchstabiert, dabei gehen die Mütter in die Mitte)

B I N G O,
(Mütter gehen wieder zurück)
B I N G O,
(Mütter bewegen die Babys bei „O" hoch zur Kreismitte)
der Bingo ward genannt.
(Text & Melodie: überliefert)

Bi-Ba-Butzemann

Es tanzt ein Bi-Ba-Butzemann
in unserem Haus herum, widebum.
Er rüttelt sich und schüttelt sich,
er wirft sein Säckchen hinter sich.
Es tanzt ein Bi-Ba-Butzemann in unserem Haus herum.
Es tanzt ein Bi-Ba-Butzemann
in unserem Haus herum, widebum.
Bald ist er hier, bald ist er dort,
und plötzlich ist er wieder fort.
Es tanzt ein Bi-Ba-Butzemann
in unserem Haus herum.
(Text & Melodie: Volksweise)

Bewegungsbeschreibung

Die Mutter bewegt sich tanzend mit dem Baby auf dem Arm im Raum herum. Durch den Blickkontakt zum Baby kann sie sich den Bedürfnissen des Babys anpassen. Junge Babys mögen es häufig etwas ruhiger. Je älter und vertrauter sie mit dem Bewegungstanz werden, umso bewegungsintensiver kann getanzt werden.

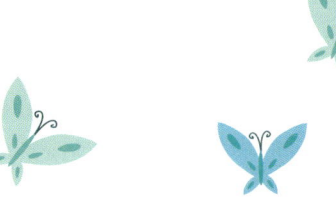
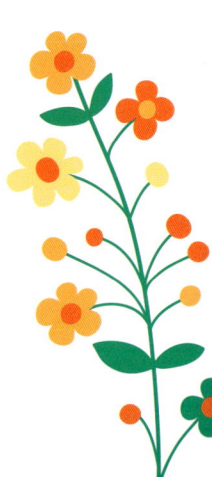

Kapitel 8

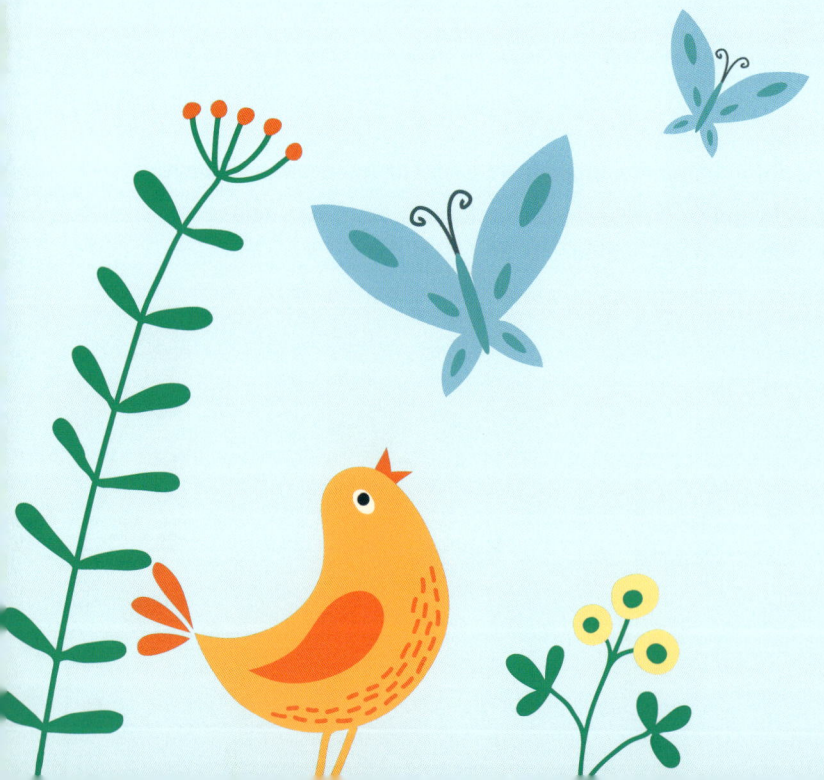

Babyparcours

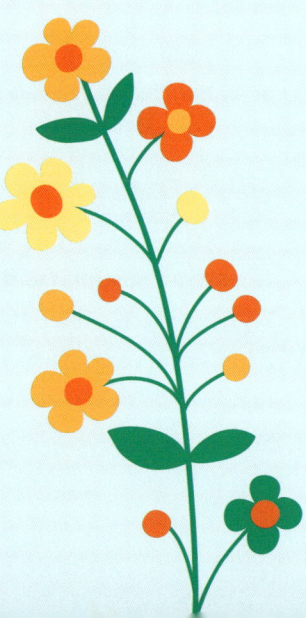

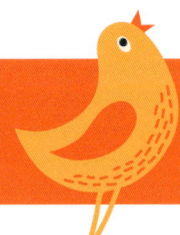

8 Babyparcours

8.1 Materialübersicht

- Klappleiter
- Sprossenwand
- Mattentreppe
- Mattenberg
- Weichbodenmatte
- Planschbecken
- Luftmatratze, Luftballonbett
- Kriechtunnel
- Mattenschaukel
- Rutsche
- Turnbank
- Umgedrehter kleiner Kasten, Wäschekorb
- Kuschelecke, verschieden große Kissen, Stillkissen

8.2 Babyparcours der Sinne (erster Teil)

Die ersten Spielplätze für Babys

Babys erkunden ihre Umwelt mit allen Sinnen. Aus diesem Grunde ist es von besonderer Bedeutung, auch ihnen schon die Möglichkeit zu bieten, in **sicherer** Umgebung ihre ersten Erfahrungen mit Klettern, Steigen, Rutschen, Laufen und Krabbeln auf einem **„Babyparcours"** zu sammeln. Auf dem **„Babyparcours"** können Babys mit entwicklungsanregenden Materialien spielerisch ihre fein- und grobmotorischen Kompetenzen stärken.

Beispiele für Babyparcours

Die Beispiele dienen als Anregung und können in Gymnastikräumen, Bewegungsräumen, Mehrzweckräumen oder auch in Ihren Wohnräumen je nach Möglichkeit aufgebaut werden.

Hinweis

Auch hier gilt wieder der Grundsatz: Lassen Sie dem Baby Zeit zum Ausprobieren. Häufiges Ausprobieren stärkt die motorischen Fähigkeiten.

Bällebad (Planschbecken)

Material: Planschbecken und verschiedene Bälle.

Bewegungsanregungen:
- Feinmotorische Erfahrungen mit den verschiedenen Bällen sammeln.
- Ins Planschbecken hineinkrabbeln.
- Durch die Bälle im Becken krabbeln.
- Bälle aus dem Becken hinauswerfen.

Förderaspekte:
- **Klettern, Krabbeln**
- **Koordination**
- **Feinmotorik**

Kriechtunnel

Material: Kriechtunnel

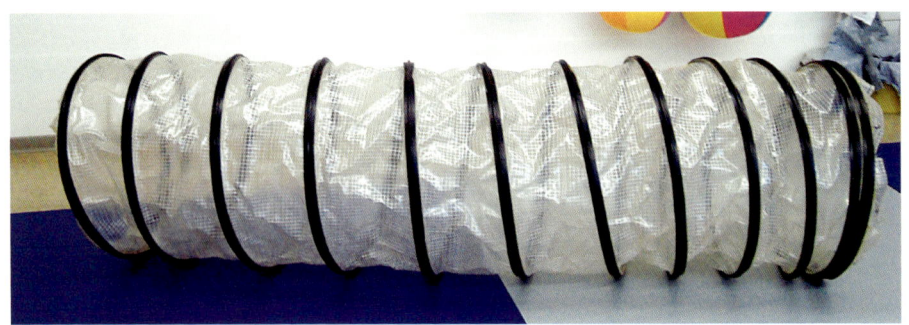

Bewegungsanregungen:
- ✿ Hindurchschauen
- ✿ Durchkrabbeln
- ✿ Sich verstecken
- ✿ Durchrobben
- ✿ Einen Ball hindurchrollen
- ✿ Sich am Tunnel aufrichten
- ✿ Den Tunnel hin- und herbewegen

Förderaspekte:
- ✿ **Krabbeln**
- ✿ **Robben**
- ✿ **Gleichgewichtssinn**
- ✿ **Aufrichten**

Mattenschaukel

Material: Eine Gymnastikmatte und vier Gymnastikreifen. Die Gymnastikmatte wird in vier mit Abstand hintereinander aufgestellte Gymnastikreifen gelegt.

Bewegungsanregungen:
- ✿ Schaukeln
- ✿ Hineinkrabbeln
- ✿ Hinauskrabbeln

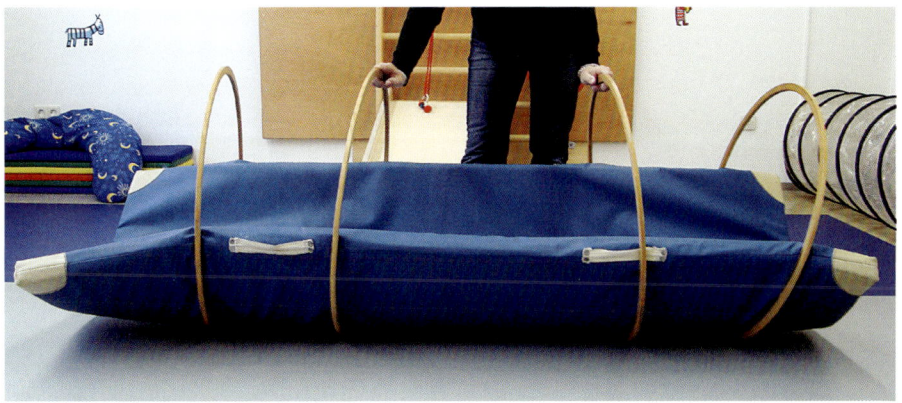

- ❂ Durchrobben
- ❂ Durchgehen
- ❂ An der Mattenschaukel stehen
- ❂ Andere Babys schaukeln

Förderaspekte:
- ❂ **Gleichgewichtssinn**
- ❂ **Krabbeln**
- ❂ **Robben**
- ❂ **Laufen**
- ❂ **Koordination**

Luftballonmatratze oder Luftmatratze

Material: Bezug eines Oberbetts und leicht aufgeblasene Luftballons.

Die nicht zu stark aufgeblasenen Luftballons werden in den Bezug gesteckt, sodass eine Luftballonmatratze entsteht. Babys, die nicht krabbeln möchten, genießen die Entspannung. Alternativ kann auch eine leicht aufgeblasene Luftmatratze genommen werden.

Bewegungsanregungen:
- ❂ Hinüberkrabbeln
- ❂ Hinüberlaufen
- ❂ Liegen und sich ausbalancieren in Bauch- und Rückenlage

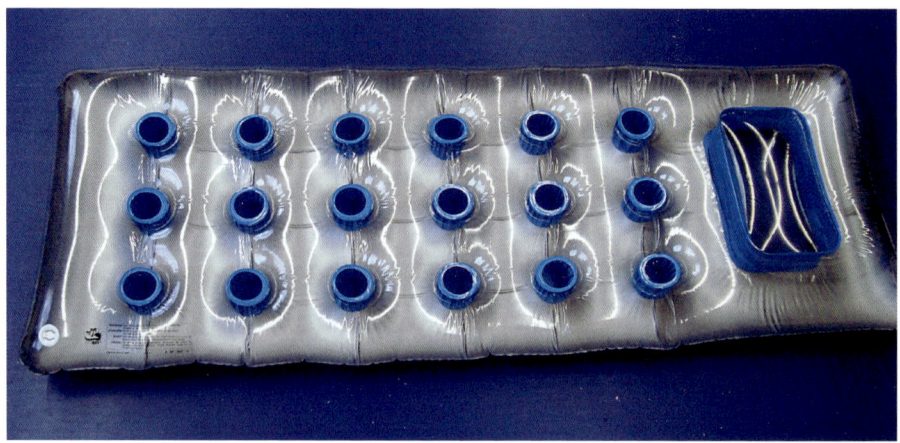

Förderaspekte:
- ✿ Gleichgewichtssinn
- ✿ Krabbeln

Kuschelecke

Material: Kleine Kissen oder Stillkissen

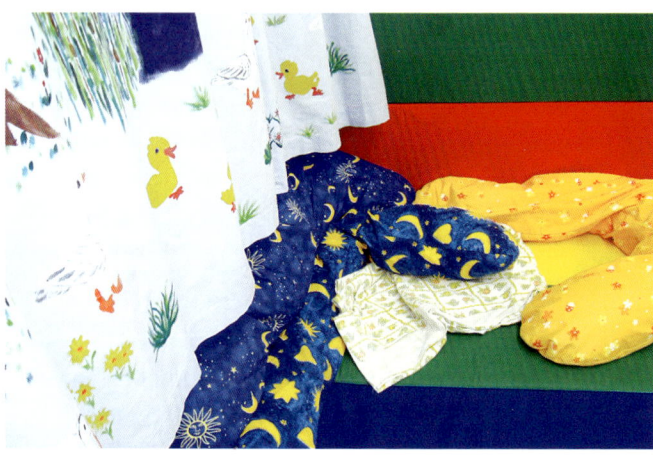

Bewegungsanregungen:
- ✿ Schmusen
- ✿ Kuscheln
- ✿ Ausruhen

Förderaspekte:

- ✿ Entspannung
- ✿ Wahrnehmung

Mattentreppe

Material: Turnmatten, alternativ Matratzen.

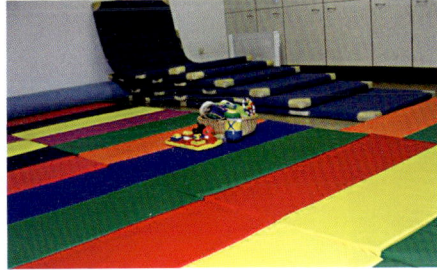

Bewegungsanregungen:

- ✿ Krabbeln hoch und runter
- ✿ Klettern
- ✿ Stehen
- ✿ Laufen

Förderaspekte:

- ✿ Rückwärtskrabbeln
- ✿ Koordination

8.3   Babyparcours der Sinne (zweiter Teil)

Kletterrutsche

Material: Sprossenwand und Rutsche.

Bewegungsanregungen:
- Hochziehen an der Rutsche
- Über die Rutsche krabbeln
- Über die Rutsche robben
- Mit Hilfestellung über die Rutsche laufen
- Unter der Rutsche durchkrabbeln.

Förderaspekte:
- **Krabbeln**
- **Robben**
- **Laufen**
- **Klettern**
- **Koordination**

Kletterberg

Material: Turnmatten (alternativ ein oder zwei Matratzen)

Bewegungsanregungen:
- Sich an den Matten hochzuziehen
- An den Matten die ersten Steh- oder Laufversuche ausprobieren
- Auf die Matten klettern
- Über die Matten krabbeln oder laufen
- Rückwärts wieder herunterkrabbeln
- Auf den Matten träumen

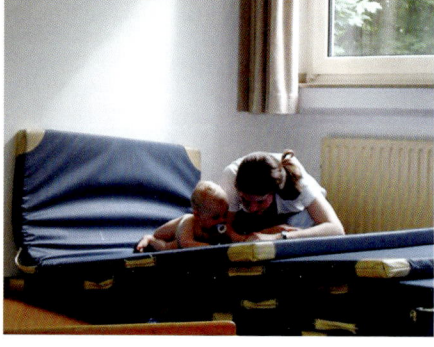

Förderaspekte:
- ✿ **Krabbeln**
- ✿ **Laufen**
- ✿ **Koordination**
- ✿ **Gleichgewichtssinn**

Ballkiste

Material: Umgedrehter kleiner Kasten (alternativ Wäschekorb), Bälle.

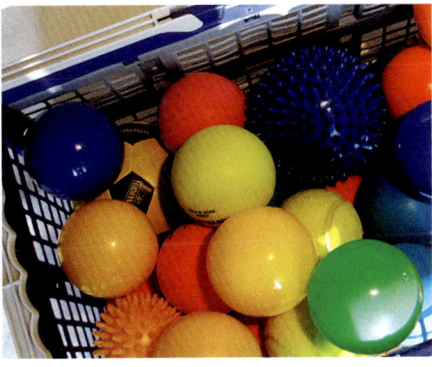

Bewegungsanregungen:
- ✿ Sich am Kasten aufrichten
- ✿ Um den Kasten herumgehen
- ✿ Bälle werfen
- ✿ Durch den Raum krabbeln und die Bälle einsammeln

Förderaspekte:
- ✿ **Hand-Augen-Koordination**
- ✿ **Feinmotorik**
- ✿ **Stehen**
- ✿ **Wahrnehmung**

Rutsche

Material: Kleiner Kasten (alternativ Sprossenwand) und Turnbank.

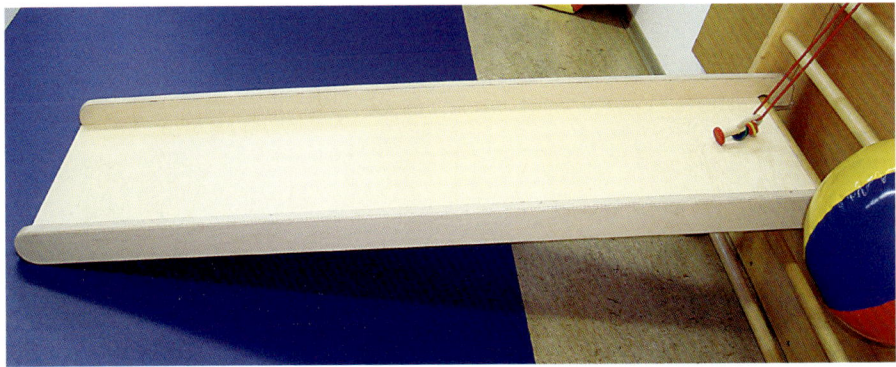

Bewegungsanregungen:
- ✿ Um die Rutsche mit Seitschritten herumgehen
- ✿ Auf der Bank hoch- oder herunterkrabbeln
- ✿ Sich hochziehen und stehen
- ✿ Rutschen

Förderaspekte:
- ✿ **Krabbeln**
- ✿ **Laufen**
- ✿ **Stehen**
- ✿ **Klettern**
- ✿ **Gleichgewichtssinn**

Klettersteig

Material: Sprossenwand (alternativ eine Klappleiter) mit daran befestigten Tüchern.

Bewegungsanregungen:
- ✿ Aufrichten an der Sprossenwand
- ✿ Seitenschritte an der Sprossenwand
- ✿ Einige Sprossen hochklettern
- ✿ Mit den Tüchern an der Sprossen-
  wand experimentieren

Förderaspekte:
- ✿ **Laufen**
- ✿ **Klettern**
- ✿ **Feinmotorik**

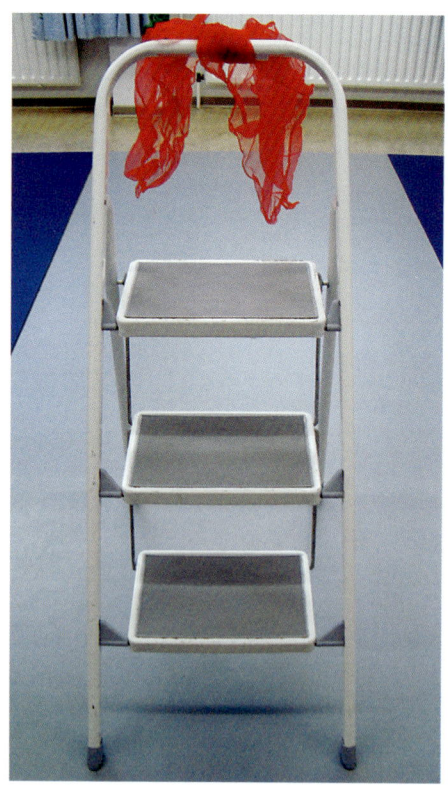

8.4   Vorschläge für Babyparcoursaufbauten

Vorschlag 1: Mit Tüchern

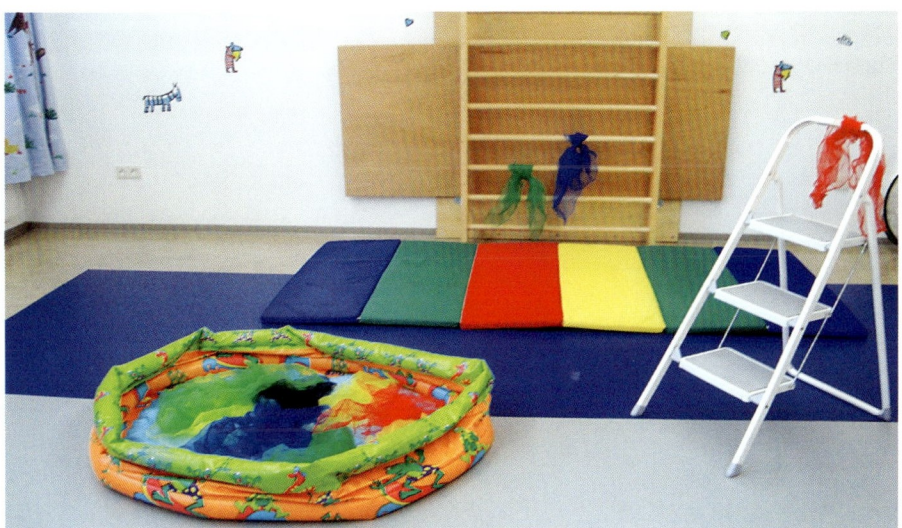

* Planschbecken mit bunten Chiffontüchern
* Klappleiter mit daran befestigten Chiffontüchern
* Sprossenwand

Vorschlag 2: Mit Luftballons

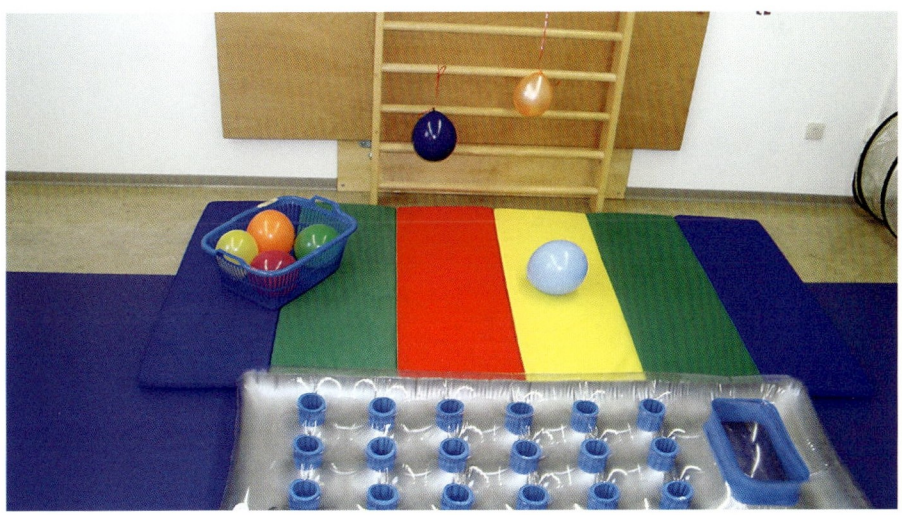

❂ Sprossenwand mit daran befestigten Luftballons
❂ Wäschekorb mit Luftballons
❂ Luftballonmatratze

Vorschlag 3: Mit Seilchen

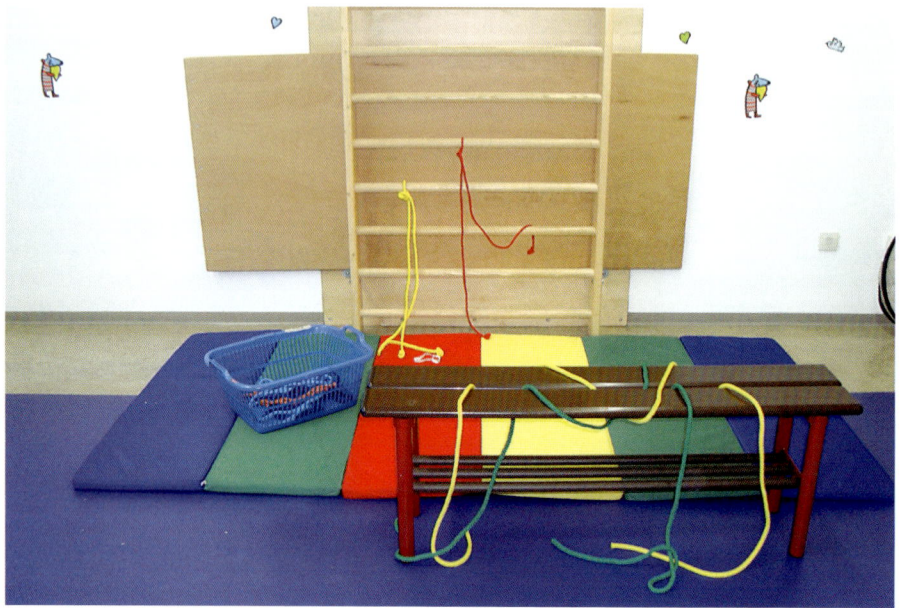

❂ Sprossenwand mit daran befestigten Seilchen
❂ Turnbank mit darüberhängenden Seilchen
❂ Wäschekorb mit Seilchen

Vorschlag 4: Zum Schaukeln und Kuscheln

❂ Kriechtunnel
❂ Luftmatratze
❂ Kuschelecke
❂ Verschiedene Kissen und Stillkissen

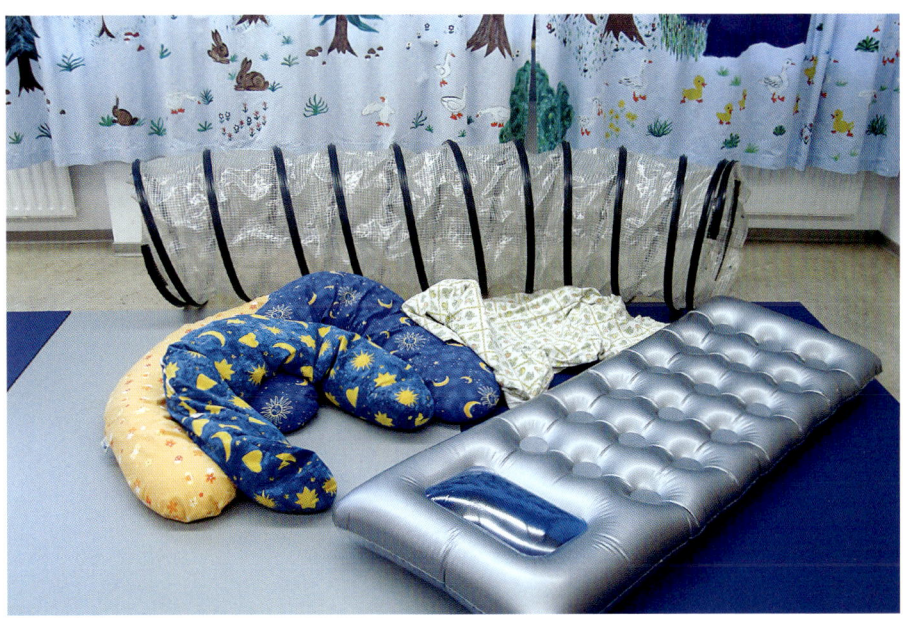

Vorschlag 5: Zum Schaukeln

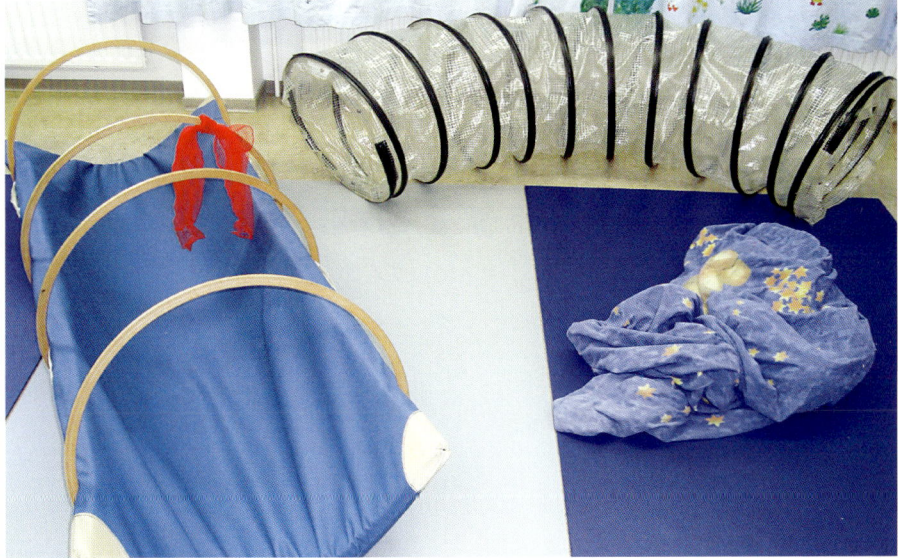

✿ Mattenschaukel
✿ Kriechtunnel
✿ Luftballonmatratze

Vorschlag 6: Mit Wasser

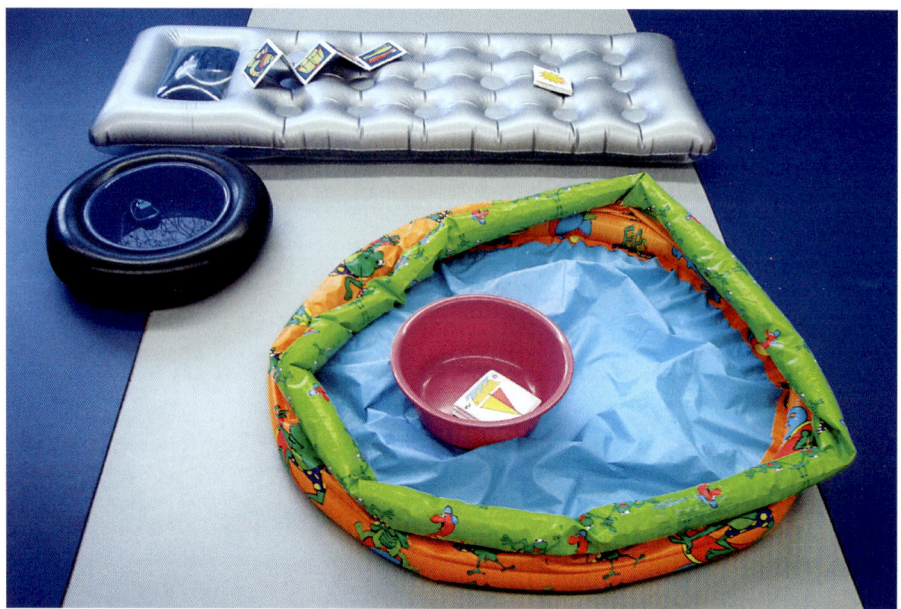

- ✿ Planschbecken mit Bechern und Schüsseln
- ✿ Schwimmreifen mit Schüssel und Schwimmtieren
- ✿ Luftmatratze mit Badebüchern

Vorschlag 7: Matten
- ✿ Mattentreppe
- ✿ verschiedene Fuß- und Rasenmatten
- ✿ Turnbank

Vorschlag 8: Verstecken
- ✿ Mattenschaukel mit großen Tuch
- ✿ Kriechtunnel
- ✿ Großer Pappkarton als Haus

Kapitel 9

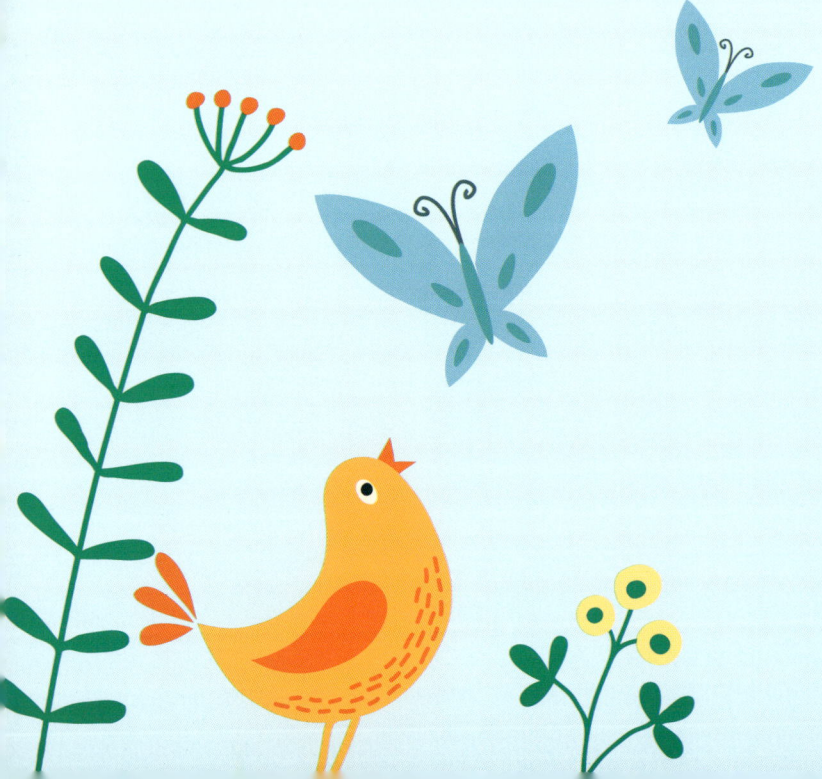

Spielzeugbörse

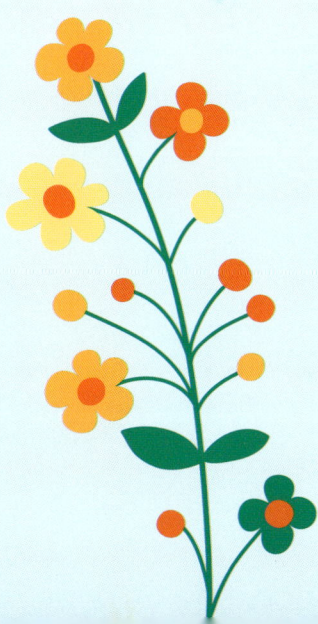

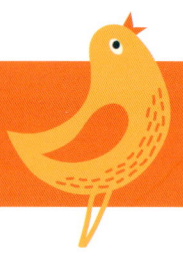

9 Spielzeugbörse

9.1 Spielzeug „selbst gemacht"

Mit wenig Aufwand und ohne Basteltalent können schöne Babyspielzeuge selbst hergestellt werden. Viele der benötigten Materialien befinden sich bestimmt in Ihrem Haushalt. Die nun vorgestellten Spielzeugideen sind über mehrere Jahre entstanden und von vielen Babys „erprobt" worden.

Viel Spaß beim „Selbermachen"!

Bilderbuch
Material: Kleines Fotoalbum, Bilder die eingeschoben werden.

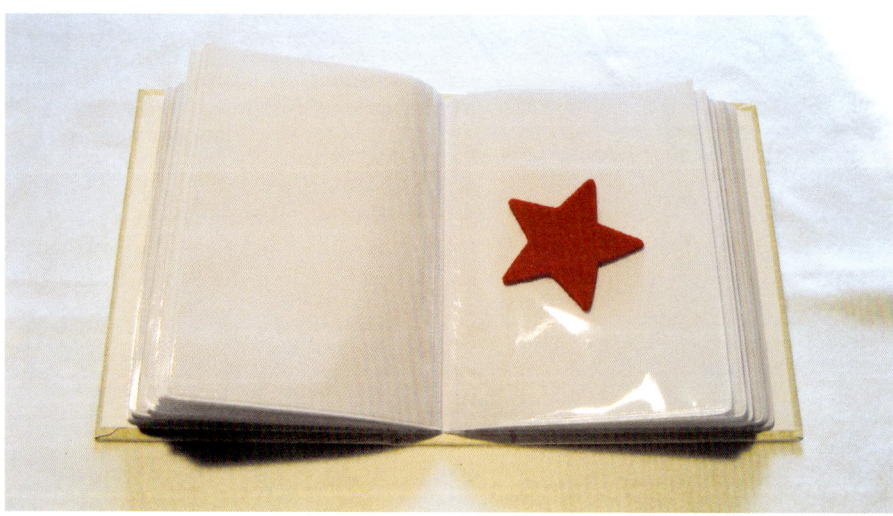

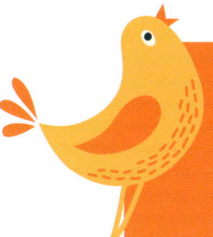

Hinweis

Jedes Bild sollte nur einen Gegenstand zeigen.
Geeignet für Babys ab dem achten Monat.

Familienalbum

Material: Kleines Fotoalbum, Bilder von Mama, Papa, Oma, Opa, Schwester, Bruder usw.

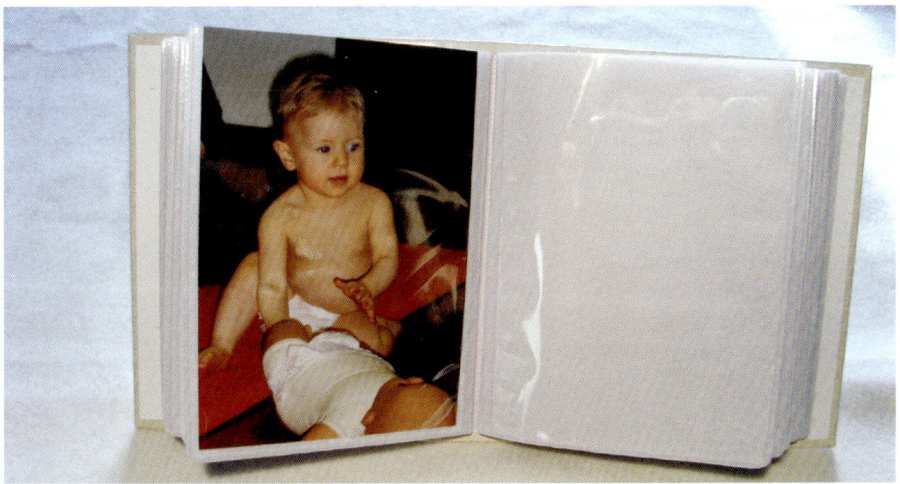

Geeignet für Babys ab dem achten Monat.

Tasthandtuch oder Tastwaschlappen

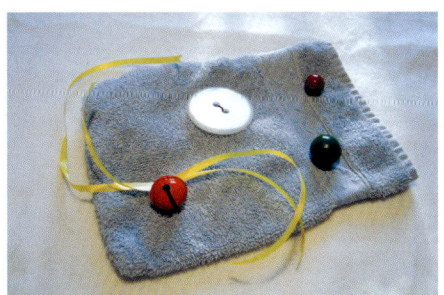

Material: Gästehandtuch oder Waschlappen, Knöpfe, Bänder, Nähzeug. Bänder und Knöpfe auf das Handtuch nähen.

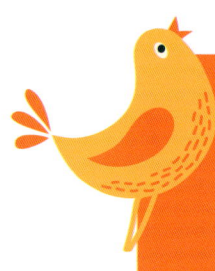

Hinweis

Vor dem Spiel stets kontrollieren, ob die Knöpfe und Bänder auch fest sind, sodass die Babys sie nicht verschlucken können.
Geeignet für Babys ab dem dritten Monat.

Rassel

Material: Kleine Plastikflasche, kleine Gegenstände, z. B. Reis oder Holzkugeln.

Geeignet für Babys ab dem vierten Monat.

Schneebesenrassel

Material: Schneebesen und Tischtennisball.

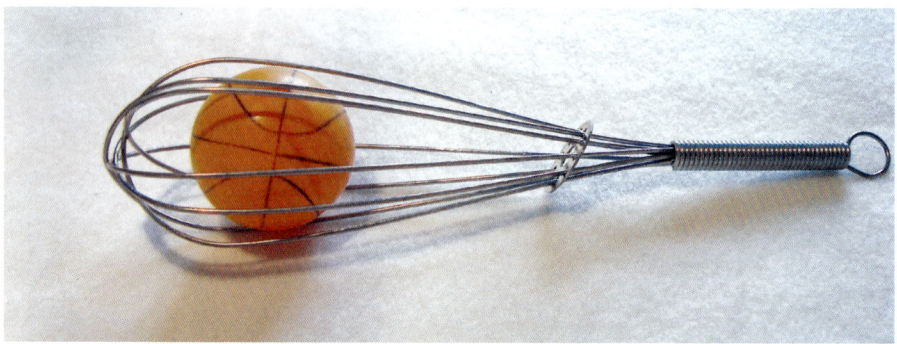

Ein Tischtennisball wird in den Besen gedrückt.

Geeignet für Babys ab dem vierten Monat.

Handschuhmobile

Material: Fingerhandschuh und bunte Bänder.

Sie nähen an jeden Finger des Handschuhs ein ca. 20 cm langes Schnürband.

Geeignet für Babys ab dem zweiten Monat.

Fühlkette

Material: Schnürband, ca. 60 cm lang, große Knöpfe und Holzperlen.

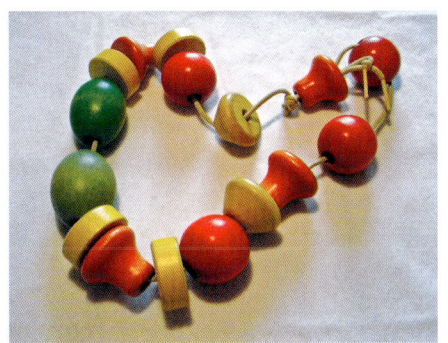

Sie ziehen die Knöpfe und Holzperlen auf das Schnürband und verknoten die Enden ganz fest.

Geeignet für Babys ab dem vierten Monat.

Glöckchen-Söckchen

Material: Babysöckchen, Glöckchen, Nähzeug.

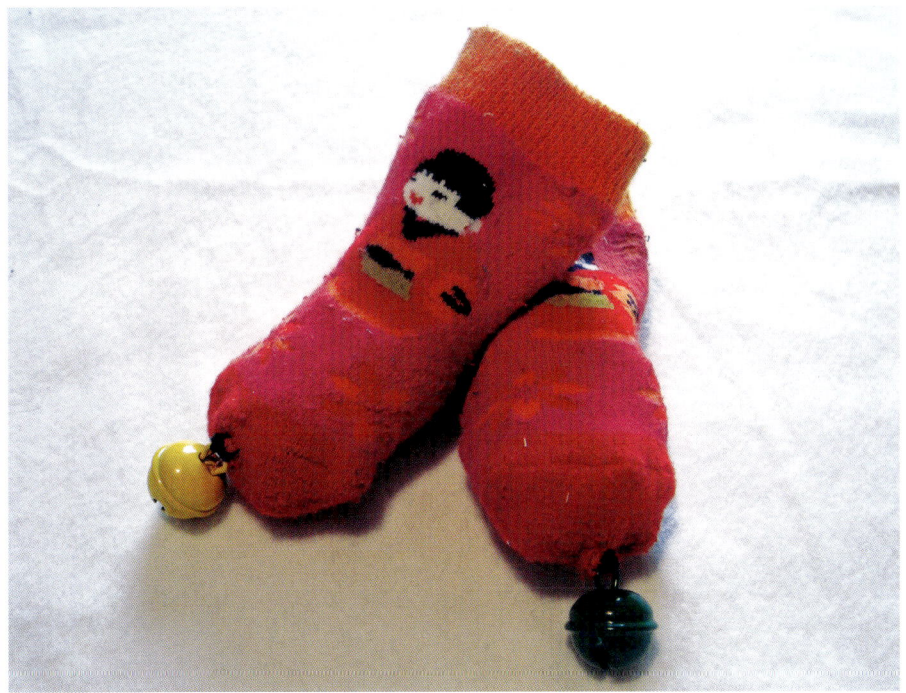

Ein Glöckchen mit vielen Stichen an die Söckchen am Zehenteil festnähen.

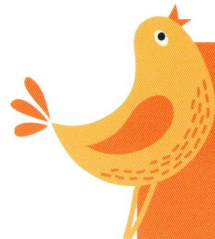

Wundertüten

Material: Gefrierbeutel, verschiedene Materialien zum Befüllen, z. B. Wasser, Papierstreifen, Luft.

Ca. ein Viertel des Beutels mit den entsprechenden Materialien füllen.

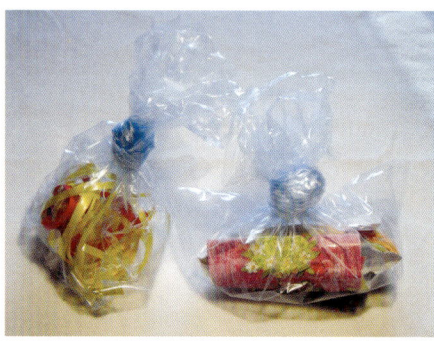

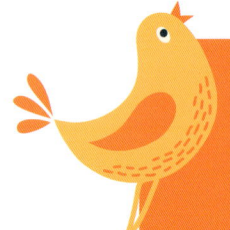

Knisterfolie

Material: Rettungsfolie (2 m x 3 m)

Die Rettungsfolie in kleine Stücke (20 cm x 20 cm) schneiden. Die Stücke knistern schön und machen Geräusche. Kleine Babys tasten sich vorsichtig an das Material heran. Später kann die ganze Folie als Spielmaterial zum Darüberkrabbeln oder zum Ertasten eingesetzt werden.

Hinweis

Das Spiel mit der Folie kann sehr laut werden.
Geeignet für Babys ab dem fünften Monat.

Müllbeutelspiele

Material: Müllbeutel, Korken, Wolle.

Einen Müllbeutel aufpusten und mit einem Wollfaden verschließen. Sie können die Beutel hochwerfen und fliegen lassen.

Weitere Müllbeutel können Sie mit Korken füllen und wieder mit einem Wollfaden verschließen. Anschließend können die Babys den Beutel zu sich heranziehen oder im Gehen oder Krabbeln hinter sich herziehen.

Hinweis

Lassen Sie die Kinder nie unbeaufsichtigt mit Tüten spielen
Geeignet für Babys ab dem vierten Monat.

Musikinstrument Trommel

Material: Leere Keksdose und einen Holzkochlöffel.

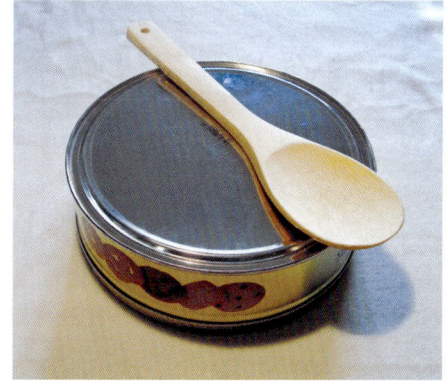

Das Baby trommelt gerne mit den eigenen Händen auf der Dose und setzt auch als Handgerät den Holzkochlöffel ein.

Geeignet für Babys ab dem sechsten Monat.

9.2   Spielzeug aus dem Haushalt

Haushaltsgegenstände eignen sich hervorragend als Babyspielzeug, wenn sie ungefährlich und abwaschbar sind. Hier einige Ideen:

- Plastikbecher oder Plastikschüsseln in unterschiedlicher Größe
- Schneebesen
- Löffel
- Schraubdeckel von Babygläschen
- Wasserkiste mit Plastikflaschen
- Wäscheklammern
- Wäschekorb
- Obstkarton
- Gardine

9.3   Spielzeug „selbst gekauft"

Auch „selbst gekauftes", sinnvolles Spielzeug kommt ab einem Alter von ungefähr drei Monaten natürlich mit ins Spiel. Spielzeuge sollten immer mit einem Prüfsiegel versehen sein. Darüber hinaus sollten Sie selbst darauf achten, dass das Baby sich an den Spielzeugen nicht verletzen kann. Spielzeug sollte daher

- nicht zu klein sein, damit es nicht verschluckt werden kann;
- nicht zu schwer und zu groß sein;
- keine Ecken und Kanten haben;
- unzerbrechlich sein und
- nicht abfärbend sein.

Nachfolgend finden Sie noch einige Anregungen für Spielzeug, die ich für Babys im ersten Lebensjahr für gut geeignet halte:

- Kuscheltiere,
- kleine Puppe,
- Holzauto,
- Greifringe,
- Bausteine,

- Stapelbecher,
- Kreisel,
- Nachziehtiere,
- verschiedene Bälle und als
- Fortbewegungsmittel „Bobbycar".

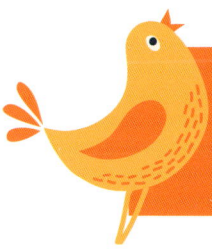

Hinweis

„Weniger ist mehr."

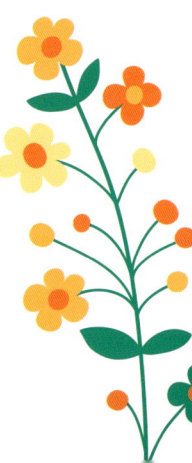

Kapitel 10

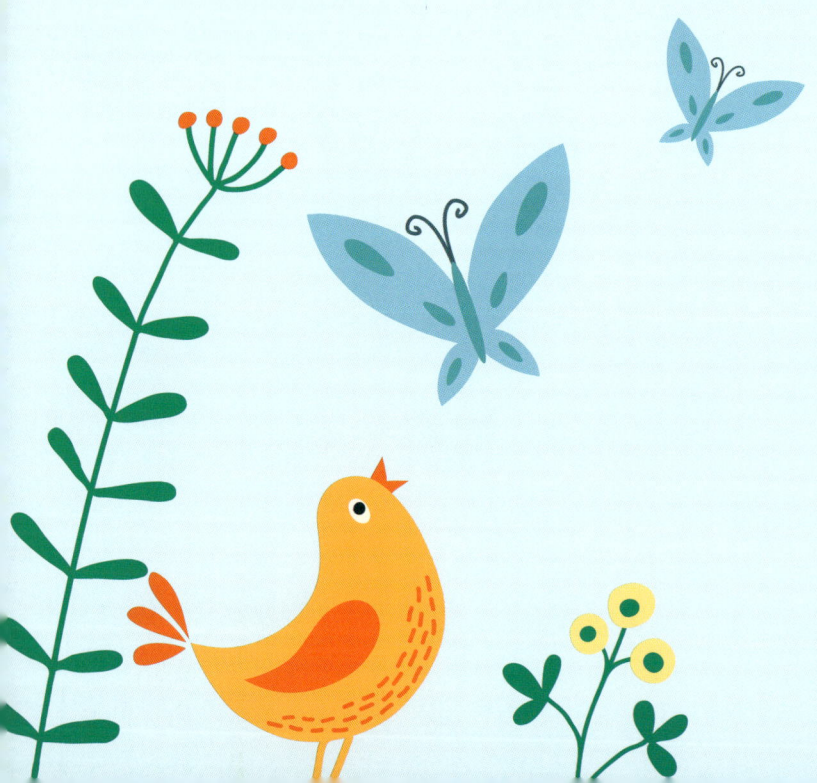

Anhang für Kursleiterinnen

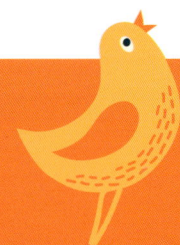

10 Anhang für Kursleiterinnen

10.1 Der rote Faden in der Planung

Der erste Kursblock

Eltern mit Babys im Altern von 3-6 Monaten

- ✿ Die erste Kursstunde ....Das Kennenlernen
- ✿ Das Tragen
- ✿ Das Streicheln und Massieren
- ✿ Das Schaukeln und Wiegen
- ✿ Die Kontaktaufnahme .... Spiele Baby/Baby
- ✿ Die Kontaktaufnahme ....Mutter-Baby-Paar/Mutter-Baby-Paar
- ✿ Die Hände
- ✿ Das Drehen
- ✿ Weniger ist mehr ....Beobachtungen
- ✿ Spiele für die Sinne
- ✿ Die Füße
- ✿ Gemeinsam fit „Bewegung für Mutter mit Baby"
- ✿ Gruppenspiele

Der zweite Kursblock

Eltern mit Babys von 6-9 Monaten

✿ Das Drehen

✿ Die Hände

✿ Die Füße

✿ Die Gruppenanregungen ....Das Planschbecken

✿ Spiele für die Sinne

✿ Gemeinsam fit „Bewegung für Mutter mit Baby"

✿ Weniger ist mehr ....Die Beobachtungen

✿ Vorbereitungsspiele zum Krabbeln

✿ Die erhöhte Ebene ....Das Aufrichten

✿ Die Gruppenanregung ....Das Planschbecken

Der dritte Kursblock

Für Eltern mit Babys von 9-12 Monaten

✿ Die Gruppenanregung ....Das Planschbecken

✿ Spiele Nähe und Distanz

✿ Spiele für die Feinmotorik

✿ Nachahmungsspiele

✿ Gemeinsam fit ....Bewegung für Mutter mit Baby

✿ Der Übergang Mutter-Kind-Turnen

✿ Mit Vätern in Aktion

✿ Spiele für die Sinne

✿ Das Klettern

✿ Laufspiele

✿ Abschluss/Abschied

10.2   Überlegungen zur Kursplanung

Wie setzt sich die Gruppe zusammen?

1. Wie alt sind die Babys?
2. Gibt es Besonderheiten in der Gruppe?
3. Entwicklungsstand der Babys?
4. Was möchte ich mit der heutigen Kursstunde vermitteln?
5. Wie gestalte ich den Raum?
6. Welche Materialien benötige ich?
7. Ablauf der Kursstunde

> **Phase 1**
> - Ankommen, Einstimmen, kurze persönliche Begrüßung.
> - Die Babys werden in aller Ruhe ausgezogen.
>
> **Phase 2**
> - Begrüßungslied.
>
> **Phase 3**
> - Streichelmassage, Fingerspiele und Bewegungslieder.
>
> **Phase 4**
> - Adäquater Wechsel von Bewegungsanregungen und Entspannung.
> - Gruppen- und Einzelanregungen nach Bedarf.
> - Anregungen für die Groß- und Feinmotorik.
> - Informationen der Kursleitung zu aufkommenden Themen rund um das erste Lebensjahr.
> - Austausch der Eltern.
>
> **Phase 5**
> - Schaukel- und Bewegungsspiele.
> - Abschlusslied – die Phase 6 wird eingeläutet.
>
> **Phase 6**
> - Anziehen der Babys in aller Ruhe und Verabschieden der Mütter und Babys. Nach Ablauf der Kursstunde gemeinsames Aufräumen und Säubern der Spielmaterialien und Matten.

8. Reflexion der Kursstunde

10.3 Kurstagebuch

Kurstagebuch

Über das _____ Treffen der Eltern-Baby-Gruppe

Anwesend waren _____ Kinder _____ Mütter _____ Väter

1. Welche Erfahrungen wurden gemacht?
   a) Mit der Thematik?

   _____

   _____

   b) Mit der Methodik?

   _____

   _____

   c) Mit den Babys, mit den Müttern, mit den Vätern?

   _____

   _____

2. Welche Aktionen sind besonders gut gelaufen?

   _____

   _____

3. Was könnte verändert werden?

   _____

   _____

4. Anmerkung für die nächste Kursstunde

   _____

   _____

10.4 Infoabend

Informationsabend

Den Teilnehmern ist es wichtig, schon vor Kursbeginn zu erfahren, was sie in den Kursstunden „Babys in Bewegung – mit allen Sinnen" erwartet. Aus diesem Grunde ist der Informationsabend für sie von besonderer Bedeutung.

Vorbereitungen des Informationsabends

* Ziele des Abends (gegenseitiges Kennenlernen von Kursleiterin und Teilnehmern)?
* Was möchte ich von den Kursteilnehmern erfahren? Welche Fragen sind für die Vorstellungsrunde von Bedeutung?
* Wie werde ich die Kursinhalte vermitteln (Konzeptvorstellung, Spielregeln, Organisatorisches)?
* Wie gestalte ich den Raum (Medien)?

Einstiegsmethoden für den Abend

* Partnerinterviews
* Kennenlernspiele

Einstiegsmedien für den Abend

* Bilder, die eine Familiensituation zeigen
* Gegenstände aus dem Leben einer jungen Familie
* Cartoons
* Musik
* Gedichte
* Sprüche

Durchführung des Abends

* Begrüßung
* Kurzer Überblick über den Verlauf des Abends.
* Vorstellungsrunde
* Kursleiterin stellt sich namentlich vor, berichtet über ihre Familiensituation (eigene Kinder?) und ihre beruflichen Erfahrungen.

- Vorstellung der Eltern, Feststellung, wer heute Abend hier ist und wer nicht gekommen ist.
- Eltern äußern ihre Erwartungen und Erfahrungen mit Eltern-Baby-Gruppen.
- Vorstellung der Kursinhalte und Bericht über den Ablauf einer Kursstunde, Darstellung einer Bewegungsübung mit einer Puppe.
- Festlegung von Spielregeln für die Gruppe.
- Erläuterung des organisatorischen Ablaufs einer Kursstunde: Die Babys sind nackt, die Mütter kommen in leichter, bequemer Kleidung und bringen Handtücher und rutschfeste Socken mit.
- Erstellung einer Adressenliste
- Verabschiedung
- Reflexion des Abends

10.5 Elternsteckbrief

Anhand eines Steckbriefs stellen sich die Eltern am Elternabend in der Gruppe vor.

Elternsteckbrief

Was interessiert die Gruppe?

Kurze persönliche Vorstellung der Eltern mit Angabe von Namen und Alter und weiteren Ausführungen über die eigene Familie.

Wen bringe ich zum Kurs mit?

(Steckbrief für das Baby)

Welche Erfahrungen habe ich mit Kindern?

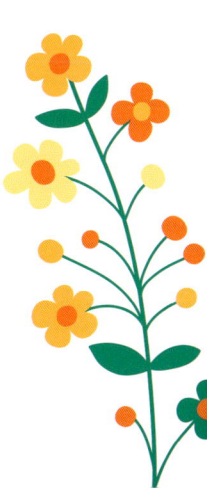

10.6 Babysteckbrief

Anhand des Babysteckbriefs stellen Eltern ihr Baby vor.

Babysteckbrief

Ich stelle euch

_____

vor.

Er/sie ist

_____

_____

Er/sie mag sehr

_____

_____

Es fällt ihm/ihr leicht

_____

_____

Es fällt ihm/ihr schwer

_____

_____

Er/sie hat (im Aussehen-im Wesen) Ähnlichkeiten mit

_____

_____

_____

10.7 Gedicht

Was ist eigentlich normal in der Entwicklung eines Kindes im ersten Lebensjahr? Nachfolgendes Gedicht ist für die Einstimmung auf einen Elternabend zu diesem Thema wunderbar geeignet.

Gedicht

Lisa ist zu groß.
Anna ist zu klein.
Daniel ist zu dick.
Emil ist zu dünn.
Fritz ist zu verschlossen.
Flora ist zu offen.
Gabi ist zu schön.
Erwin ist zu hässlich.
Hans ist zu dumm.
Sabine ist zu clever.
Traudl ist zu alt.
Theo ist zu jung.
Jeder ist irgendwas zu viel.
Jeder ist irgendwas zu wenig.
Jeder ist irgendwie nicht normal.
Ist hier jemand,
der ganz normal ist?
Nein, hier ist niemand,
der ganz normal ist.
Das ist normal.
(Quelle: unbekannt)

10.8 Kurskonzept im Überblick

Ausstattung des Raums	Inhalte	Material/Arbeits-hilfen
✿ Freundlicher, heller Raum	✿ 10 Mütter mit Baby	✿ Siehe Spielzeug-börse
✿ 2 Eimer	✿ 2 x 45 Minuten	✿ Puppe
✿ Abwaschbare Matten	✿ Freiwilligkeit	✿ Informationsbro-schüren
✿ Mülleimer	✿ Homogenes Alter der Babys	✿ Spielmaterial f. d. Sinne
✿ Wasser	✿ Zeit haben	✿ Bücher
✿ Heizung	✿ Gruppenregeln	✿ Liedtexte
	✿ Babys sind nackt oder mit Pampers und Body bekleidet	
	✿ Spaß und Freude	
	✿ Bewegung und Entspan-nung	
	✿ Austausch	

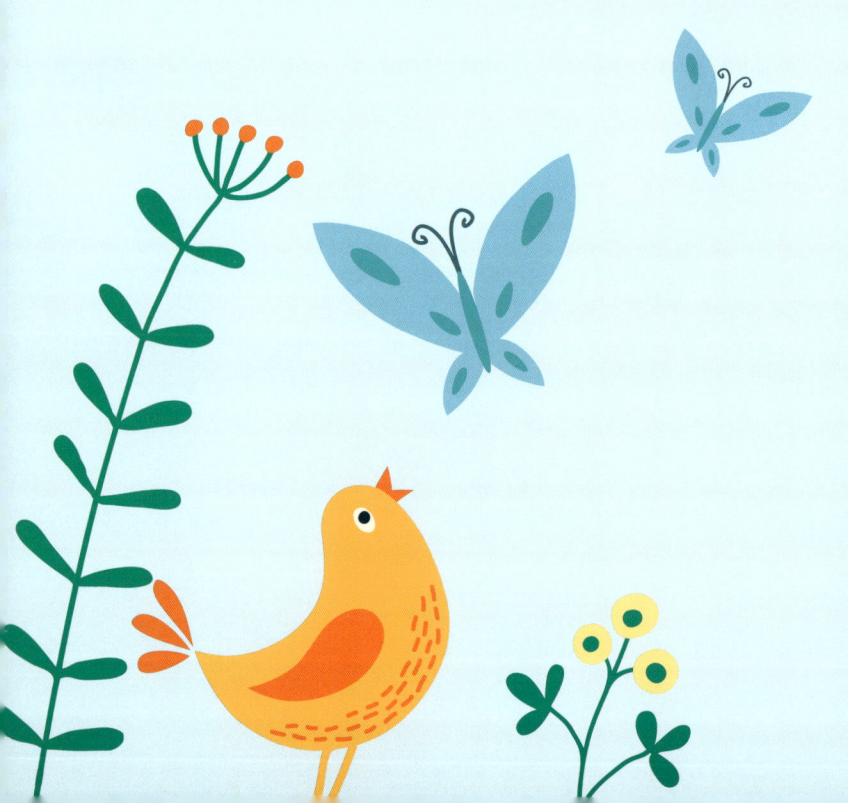

Anhang

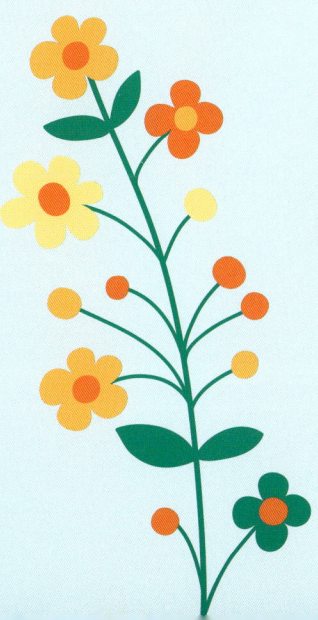

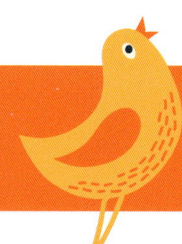

Anhang

Literaturhinweise

Austermann, M., Wohlleben, G., (1989). *Zehn kleine Zappelfinger*. München, Kösel.

Ayres, A. J., (1984). *Bausteine der kindlichen Entwicklung, Die Bedeutung der Integration der Sinne für die Entwicklung des Kindes*. Berlin, Springer.

Bundeszentrale für gesundheitliche Aufklärung (BZgA). *Das Baby*.

Horn, R. & Lohmann, C., (2012). *CD und Liederbuch: Baby in Bewegung*.

Largo, R., (1993). *Babyjahre*. Hamburg. Carlsen.

Leboyer, F., (1999) *Sanfte Hände*. Kösel.

Polinski, L., (2001). *PEKiP: Spiel und Bewegung mit Babys*. Hamburg, Rowohlt.

Pulkinnen, A., (1990). *Babys spielerisch fördern mit dem Prager-Eltern-Kind-Programm*. München, Gräfe und Unzer.

Stein, G., (1997). *Kinder & Eltern turnen*. Aachen, Meyer & Meyer.

Steiniger, R., (2007). *Geborgenheit und Selbstvertrauen*. Stuttgart, Klett-Cotta.

Stemme, G., von Eickstedt, D., (1990). *Die frühkindliche Bewegungsentwicklung*. Düsseldorf, Verlag selbstbestimmtes Leben.

Vogel, T., (1999). *Die ganzheitliche Rückbildungsgymnastik*, Zürich. Düsseldorf, Walter.

Zimmer, R., (1999). *Handbuch der Sinneswahrnehmungen, Grundlagen einer ganzheitlichen Erziehung*. Freiburg, Herder.

Zukunft-Huber, B., (2010). *Die ungestörte Entwicklung Ihres Babys*. Stuttgart, Trias.

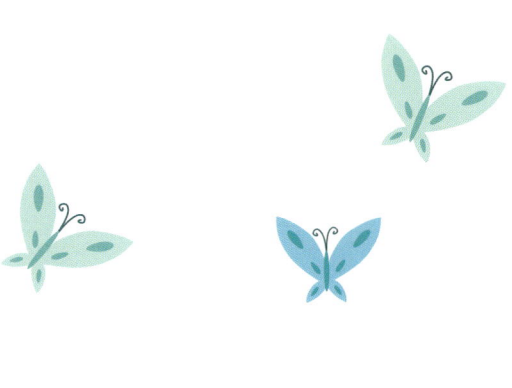

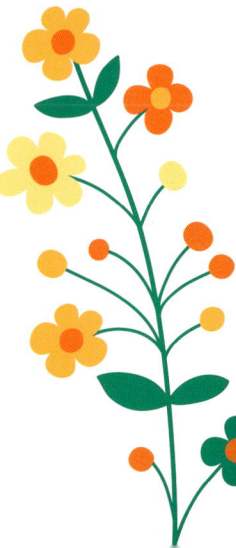

Bildnachweis

Fotos Innenteil:	Britta Lohmann; Carsten Thier; Britta Dreßler; Barbara Fromme; Andreas Hanke
Coverfotos/ -illustrationen:	© Thinkstock, Kollektion: iStock, SanneBerg; © Thinkstock, Kollektion: iStock, studiogstock; © Thinkstock, Kollektion: iStock, Armation74; © Thinkstock, Kollektion: iStock, Baksiabat;
Cover, und Umschlaggestaltung, Satz und Layout:	Eva Feldmann
Lektorat:	Dr. Irmgard Jaeger